AF403647

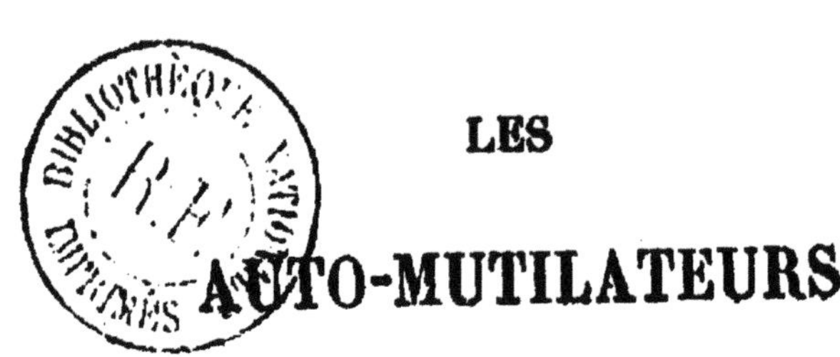

LES
AUTO-MUTILATEURS

LES
AUTO - MUTILATEURS

ÉTUDE PSYCHO-PATHOLOGIQUE ET MÉDICO-LÉGALE

PAR

Le Dr Charles BLONDEL

ANCIEN ÉLÈVE DE L'ÉCOLE NORMALE SUPÉRIEURE
ANCIEN PENSIONNAIRE DE LA FONDATION THIERS
AGRÉGÉ DE PHILOSOPHIE

PARIS
LIBRAIRIE MÉDICALE ET SCIENTIFIQUE
Jules ROUSSET
1, Rue Casimir-Delavigne et 12, Rue Monsieur-le-Prince

—

1906

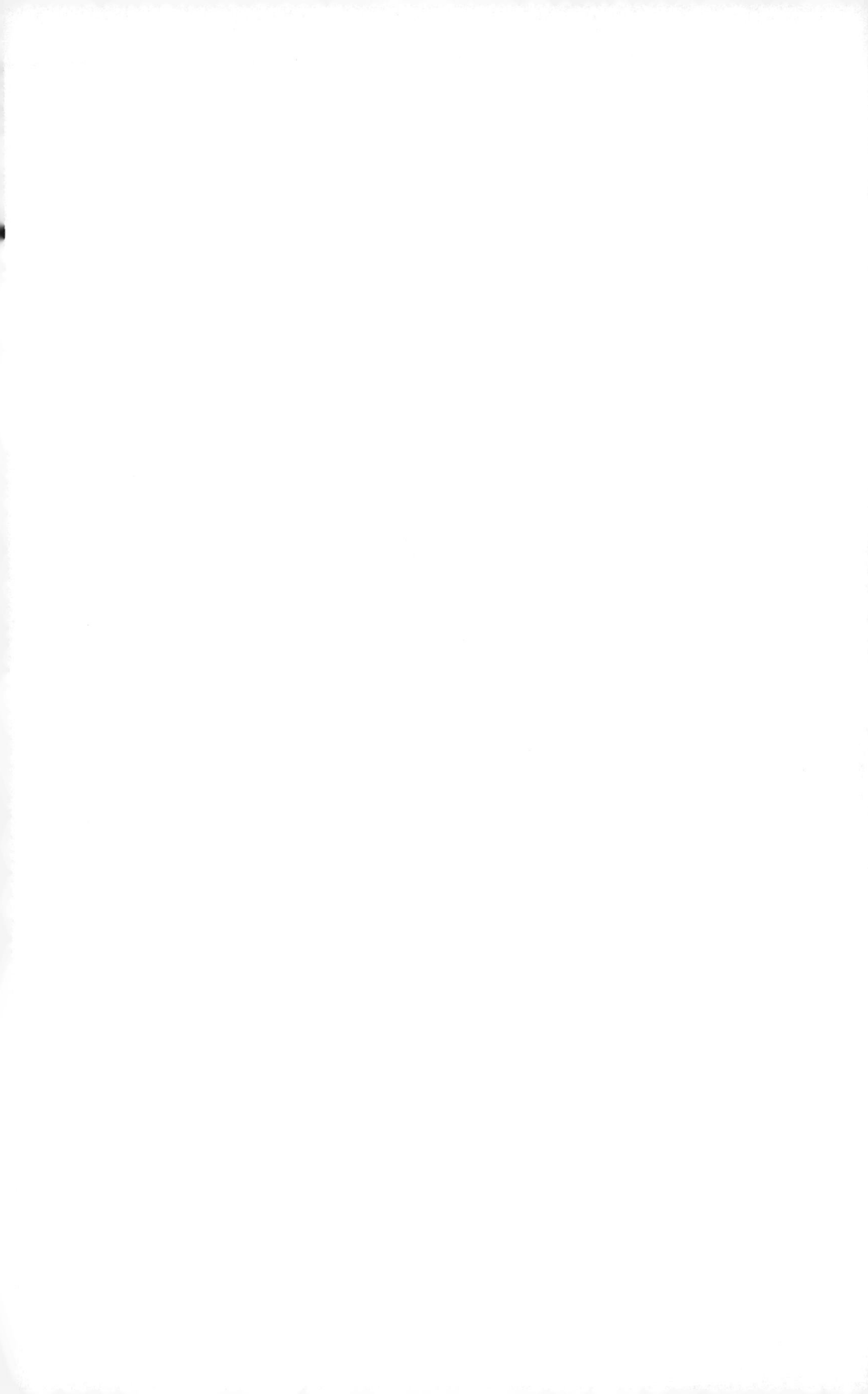

À MESSIEURS

J. DÉJERINE

Professeur de la Faculté de Médecine
Médecin de la Salpêtrière

ET

E. DUPRÉ

Professeur agrégé à la Faculté de Médecine
Médecin des Hôpitaux

INTRODUCTION

Ce travail est un des premiers, à notre connaissance, où ait été entreprise une étude d'ensemble de l'auto-mutilation individuelle ; son auteur, d'autre part, débute dans la psychiatrie : c'est dire en deux mots que le travail et l'auteur mériteront et accueilleront toutes les critiques.

L'auto-mutilation peut être individuelle ou collective : individuelle, si l'auto-mutilateur est un individu isolé, dont l'acte répond à des motifs qui ne sont valables que pour lui ; collective, au contraire, si l'auto-mutilateur trouve dans les conceptions de la collectivité dont il fait partie, quelle qu'en soit l'étendue, famille, secte politique ou religieuse, peuple ou race, des motifs suffisants pour légitimer son activité mutilatrice et subit dans les manifestations de cette activité la contagion de l'exemple. L'auto-mutilation collective diffère donc notablement de l'auto-mutilation individuelle : si, sans doute, on peut observer entre elles tous les intermédiaires, cependant, prises dans leur pureté, elles sont réfractaires à une étude commune. Nous ne traiterons donc pas ici de l'auto-mutilation collective et c'est à peine si, çà et là, nous y ferons quelques allusions : cette lacune, si lacune il y a, est pleinement volontaire.

De même nous ne nous sommes pas risqué à une étude historique de l'auto-mutilation.. Les textes anciens sont difficiles à rechercher et, une fois trouvés, difficiles à comprendre : certains auteurs mettent à jongler avec ces textes, qui arrêtent les philologues, une aisance que nous admirons, mais que nous ne nous soucions pas d'imiter. Sans doute, nous emprunterons à l'antiquité quelques exemples d'auto-mutilation, mais ils seront trop rares pour entraîner beaucoup d'erreurs.

Il arrive aux animaux de se livrer sur eux-mêmes aux plus étranges mutilations. Témoin, Pierquin qui, dans son *Traité de la Folie des animaux* (II, p. 114), rapporte les observations d'un cynocéphale et d'un sapajou qui se déchirèrent la peau et les muscles du bras ou de la poitrine, et rappelle que les coatis et les makis sont sujets à se manger la queue ; témoin encore Abraham, qui, dans le *Journal of Mental science* d'avril 1886, raconte qu'une lionne du Jardin zoologique de Phénix-Park, après cinq ans d'une paisible captivité, se mit à se dévorer la queue, puis les pattes de derrière. Mais il nous a paru que la psycho-pathologie humaine présentait trop d'obscurités pour pouvoir espérer beaucoup d'éclaircissements d'une comparaison avec une psycho-pathologie animale, encore bien plus mal connue.

Nous ne nous sommes même pas posé la question de savoir si les auto-mutilateurs étaient ou non des aliénés. L'auto-mutilation volontaire est une réaction manifestement anormale. Quand cette anomalie s'accompagne d'autres anomalies, comme c'est le cas le plus ordinaire, l'existence d'un trouble mental ne fait pas de doute et l'auto-mutilation ne passe plus que pour un de ses symptômes. Quand au contraire elle paraît isolée, il convient de ne pas oublier que le passé de l'auto-mutilateur ne nous est connu que par ses confidences et celles de ses proches, que l'avenir offrira à ses facultés intellectuelles et morales toutes les facilités pour manifester ce qu'elles sont et que, par conséquent, deux portes sont ouvertes, l'une à notre doute et l'autre à notre attente. En traitant des auto-mutilations dans l'armée, nous avons cru cependant devoir soumettre l'état mental des mutilés à une minutieuse critique, car les médecins militaires, en France comme à l'étranger, ont trop longtemps réclamé contre les auto-mutilateurs de nouvelles et plus efficaces sévérités, sans s'inquiéter autrement de savoir s'ils ne sont pas justiciables plutôt de l'asile que de la prison et si leurs actes n'appellent pas, avant toute répression, une expertise médico-légale.

On nous excusera d'avoir introduit dans le langage psychiatrique deux néologismes dont la formation n'était peut-être pas absolument nécessaire : nous avons cru cependant pouvoir aux expressions d'énucléation volontaire et de combustion volontaire, substituer, comme leurs équivalents, les expressions plus courtes et plus expressives d'*œdipisme* et de *scævolisme*. Bien entendu nous n'avons voulu par là rien préjuger de l'état mental des héros légendaires, ni d'Œdipe, quand il s'arracha les yeux, ni de Scævola, quand il se brûla la main.

Nous nous sommes montré aussi avare d'interprétations que possible. En psycho-pathologie toute interprétation est ruineuse, car elle substitue arbitrairement à des processus anormaux le déroulement logique et régulier des conceptions normales avec lesquelles nous ne pouvons pas faire que nous ne pensions pas. Nous nous permettons de souligner cette observation d'un exemple. Krafft-Ebing (*Traité de psychiatrie*, p. 363) rapporte l'observation d'un mélancolique délirant et halluciné qui, après sa guérison, raconta comment, dans son délire, il avait cru que, tous les autres aliments faisant défaut, il ne resterait bientôt plus que les chats pour se nourrir et comment il avait en conséquence voulu s'élargir la bouche avec un couteau pour pouvoir les avaler tout entiers. Supposons un instant que le malade ait accompli l'auto-mutilation qu'il projetait et refusé ensuite, comme il arrive, de donner de son acte aucune explication. On peut parier à coup sûr que toutes les interprétations de tous les psychologues, par quelque étrange chemin qu'elles fussent passées, n'auraient jamais rejoint les motifs véritables. Lors donc que l'auto-mutilateur n'aura rien dit, nous n'ajouterons rien à son silence.

Nous avons laissé partout la parole aux faits. Les faits seuls en ces matières sont réellement intéressants : la manière dont ils s'expliquent et même dont ils se groupent ne vaut pas la manière dont ils sont. D'autre part il n'est pas peut-être de manifestation anormale dont l'étiologie soit plus complexe, plus multiple, plus hétérogène que celle de l'auto-mutilation : nous

avons respecté la diversité des faits et nous
n'avons pas prétendu à des synthèses spécieu-
ses et inutiles. Si sur certains points nous nous
sommes permis certaines conclusions, dont nous
nous sommes appliqué tout le premier à res-
treindre la portée, là même nous tenons davantage aux faits qu'aux idées et nous nous portons
plus volontiers garant de l'exactitude matérielle
avec laquelle nous avons reproduit les observations que de la justesse des commentaires dont
nous les avons accompagnées, sur l'avenir desquels nous ne nous faisons pas d'illusion : toute
conception nouvelle pourra, sans beaucoup y perdre, passer nos conclusions sous silence, mais
elle ne pourra pas ne pas tenir compte des faits
sur lesquels nous les avons fondées.

LES AUTO-MUTILATEURS

Dans ce travail nous étudierons en premier lieu la castration volontaire ou *eunuchisme*, l'énucléation volontaire ou *œdipisme*, la combustion volontaire ou *scævolisme*, qui présentent de tels caractères et offrent entre elles de telles analogies que nous avons cru devoir les isoler des autres formes d'auto-mutilation volontaire. Nous préciserons, dans la mesure où les faits le permettent, la nature de ces analogies, en traitant de l'auto-mutilation dans le syndrome de Cotard.

Nous étudierons ensuite successivement les autres types d'auto-mutilation ; les différents processus de l'auto-mutilation ; l'auto-mutilation indirecte, où la mutilation, consentie par le mutilé, est pratiquée par autrui ; enfin, l'auto-mutilation dans l'armée.

La méthode d'exposition que nous avons cru devoir adopter ne saurait trouver d'autre justification que la considération même des faits sur lesquels a porté notre travail. Nous ne nous attacherons donc pas à emprunter aux pages qui vont suivre les éléments d'une démonstration qui ferait double emploi avec elles.

CHAPITRE PREMIER

LA CASTRATION VOLONTAIRE.

L'Eunuchisme.

La castration est parmi les auto-mutilations une des plus fréquentes. Il serait dès lors loisible de se livrer à des considérations, pertinentes ou non, sur l'importance de la fonction génitale dans la vie humaine, et il n'est pas niable que, chez la plupart des hommes, la préoccupation sexuelle soit pour ainsi dire de tous les instants, chez les continents, parce qu'ils ont envie de commencer, et chez les autres, parce qu'ils voudraient recommencer : l'habitude est ici une seconde nature qui ressemble beaucoup à la première. Il est donc bien naturel, conclurait-on, que l'auto-mutilation s'attaque de préférence aux organes, dont on parle rarement, mais auxquels on pense toujours. Nous userons pour notre part d'une méthode plus modeste et, passant en revue

les différentes observations de castration volontaire, que nous avons pu rassembler, nous essayerons de conduire le lecteur à une conclusion
moins piquante peut-être, mais plus précise et
qui ne tiendra de la fonction sexuelle que le
compte que, croyons-nous, il en faut tenir.

Les observations de castration volontaire n'apportent quelquefois que bien peu de lumière sur
les circonstances qui ont accompagné l'auto-
mutilation et l'état mental de l'auto-mutilateur.
Que peut comprendre par exemple un Européen
au cas rapporté par M. Matignon dans son livre,
Superstition, crime et misère en Chine, d'un men-
diant chinois qui, voyant le Mont-de-Piété lui
refuser tout prêt sur ses pauvres hardes, se coupa
les testicules et trouva à les engager pour une
somme équivalente à neuf francs ? De même au
Congrès des Médecins aliénistes et neurologistes
de 1896 (p. 101), M. Laurent communiquait
l'observation d'un annamite, voleur de profession,
qui fut arrêté et mis à la barre de justice, menottes aux mains. La nuit suivante, dans le but de
se suicider, il se broya, quatre heures durant, les
testicules entre la barre et ses menottes. Pendant les quatre semaines que dura le traitement,
il ne présenta aucun symptôme d'aliénation
mentale, mais il ne parlait pas français. Ces

observations exotiques ne sont pas du reste les seules à laisser le psychiatre incertain sur la nature des faits en présence desquels elles le mettent. Tantôt les difficultés viennent du médecin. Louis (*Journal de Médecine, 1758*) raconte qu'un ouvrier, devenu « triste, rêveur et solitaire » à la suite d'une chute sur la tête, finit par s'émasculer complètement. Il manifesta de son acte « plus de honte que de regret », mais du reste « jouissait du sens et de la raison ». Cette tristesse et cet amour de la solitude font, à la vérité, un singulier ménage avec cette pleine raison. Tantôt l'incertitude est due au malade et aux circonstances. M. Lenormant (*Millant, La castration criminelle et maniaque, Thèse Paris, 1902, obs. 24*), eut l'occasion de voir, à Beaujon, un jeune homme de 22 ans, qui, après s'être coupé la verge, était entré à l'hôpital et n'en était sorti que pour y rentrer de nouveau quelques jours plus tard : il s'était cette fois enlevé un testicule à la cocaïne et avait eu le soin de suturer la plaie. Il eût été du plus grand intérêt de posséder quelques renseignements sur l'état mental de cet auto-mutilateur, pour lequel les services de chirurgie étaient devenus une espèce d'école professionnelle. Mais ce jeune homme était très réticent, attribua ses actes à des chagrins intimes et ne voulut aucunement s'expliquer sur leur nature. Malheureusement, bon nombre des observations qui vont suivre présentent plus ou moins de ces lacunes.

La castration volontaire est quelquefois pratiquée dans un but thérapeutique. Curling (*d'ap. Millant*), rapporte l'observation d'un individu qui se castra pour se guérir de ses habitudes de masturbation. Un maréchal-ferrant (*Marach, Jahrbücher Schmidt, 1869*), qui s'adonnait fréquemment au coït et à la masturbation, fut pris à 32 ans de crises d'épilepsie. Ayant entendu dire que la castration était un remède souverain, il prit un rasoir et s'émascula complètement. L'épilepsie persista du reste, ainsi que les désirs vénériens. Le cas n'est pas unique. Nous verrons ailleurs des épileptiques supplier des médecins de les châtrer et des chirurgiens consentir à cette thérapeutique.

Les réactions génitales, la considération de leurs conséquences passées, présentes ou futures et le souci d'y remédier jouent souvent aussi un rôle essentiel. Ici (*Millant, obs. 32*), un vieux syphilitique pratique sur lui-même une émasculation totale qui, terminaison assez rare, est promptement mortelle. Ailleurs (*Jullien, Th. Paris, 1873,* un individu, désespéré d'avoir contracté une série de chancres dans des coïts illégitimes, se sectionne la verge. Curling (*d'ap. Millant*) rapporte qu'un garçon cordonnier, grondé par son maître pour avoir souvent sali ses draps de ses pollutions nocturnes, essaya de se châtrer. D'après le même auteur, un vieillard, pensionnaire d'un asile d'indigents, allait être renvoyé pour avoir entretenu dans la maison même des rapports illicites avec une malheureuse idiote : de désespoir et pour se débarrasser de ce qui avait causé sa perte, il s'enleva les testicules. Un homme marié (*Millant, obs. 43*), âgé de 30 ans, manifeste à plusieurs reprises l'intention de se châtrer, car, sa femme étant continuellement malade, il ne peut se livrer légitimement au coït : il finit par s'énucléer le testicule gauche. Un homme de 25 ans, cité par W. Brown (*J. of Mental Science, 1877*), sous prétexte que ses testicules le gênent, s'ampute un jour le testicule gauche et met à nu le testicule droit. Cet individu a du reste depuis essayé de se suicider et a tenté de tuer sa mère. Un autre (*Millant, obs. 25*), âgé de 55 ans, atteint de manie chronique, s'enlève les testicules avec un couvercle de boîte à sardines : ils ne lui étaient plus qu'une charge encombrante et inutile, puisque depuis

plusieurs mois il n'avait plus d'érections. Un ins-
tituteur des environs de Kiew (*Millant, obs. 39*),
viole et tue une petite fille de onze ans. Quatre
ans après, les soupçons se portent sur lui. Il
allègue pour sa défense qu'il est châtré depuis
longtemps. Les rapports médico-légaux con-
cluent à une auto-mutilation. Il avoue alors s'être
châtré après le crime, non pour se procurer un
moyen de défense, mais pour se délivrer de
besoins sexuels si impérieux qu'il était obligé,
pour les satisfaire, d'avoir recours à tous les
moyens : coït, viol, bestialité et onanisme. L'intérêt médico-légal de cette observation redouble
quand on la rapproche de cette autre observation
rapportée par Hospital (*Des eunuques volontaires,
Annales médico-psychologiques, 7*ᵉ *série. T. VII,
1888, p. 379*) où la castration paraît avoir été
pratiquée, dans des circonstances absurdes du
reste, uniquement pour servir de justification
devant la justice. Il s'agit d'un homme de 50 ans
qui, accusé d'attentat à la pudeur, entendant
venir la police, s'était d'abord enlevé tout le
scrotum, puis avait entamé un des corps caverneux. En tous ces cas, avec des nuances diverses,
le mobile de la castration semble bien avoir été
l'application nettement pathologique du grand
principe : Sublata causa, tollitur effectus.

La castration est ailleurs fonction de l'affaiblissement mental et de la démence. Dans la démence paralytique, suivant les degrés de l'affection, elle revêt les caractères d'absurdité, d'incohérence ou d'automatisme propres aux actes des paralytiques généraux. Un sieur X... (*P. Garnier, La Folie à Paris, p. 278*), se mutile en partie, puis, sans paraître autrement souffrir de sa blessure, se met à rire aux éclats et s'écrie : « Qu'on m'amène des femmes, maintenant, ma nature est tellement forte que je leur ferai des enfants tout de même ; c'est ce que j'ai voulu prouver en me coupant mes affaires ». Un autre paralytique général (*Millant, obs. 23*) essaye de se couper les testicules pour voir ce qu'il y a dedans. Il est bien difficile de ne pas reconnaître un paralytique général dans l'aliéné cité par Brachet (*Gazette des Hôpitaux, 1811*). Ce malheureux, voyant d'autres aliénés se masturber dans la cour de l'asile, se dit qu'il se perd là bien de la « marchandise » qui pourrait faire plaisir à une femme : « Si je me faisais femme, c'est moi qui profiterais de tout cela ». Et là-dessus, il se mutile complètement et s'étonne ensuite de ne pas attirer davantage l'attention bienveillante de ses compagnons. Pendant qu'on le pansait, il disait au médecin : « Laissez-moi, cela guérira avec un peu de philosophie ». Enfin un paralytique général grabataire (*Vallon, Communication à la Société de Médecine légale de France, 11 juillet 1892*), trouva moyen, en se grattant machinalement les bourses, de se mettre les testicules complètement à nu.

L'alcoolisme chronique entraîne généralement à sa suite un affaiblissement global de l'intelligence qui joue aussi son rôle dans la castration volontaire. Dans les cas qui vont suivre, il nous semble en effet, vu l'absurdité plus ou moins déguisée des propos, des mobiles et des actes, bien difficile, malgré la complexité des symptômes, de ne pas faire sa part à la démence alcoolique. Un alcoolique invétéré (*Millant, obs. 20*), quand il était en état d'ivresse, accusait ses organes génitaux d'être la cause de tous ses déboires et manifestait l'intention de se castrer. Il fit un jour en ce sens une tentative qu'il ne poussa pas bien loin et qui du moins servit à le dégriser. Un ancien militaire (*Beck, American Journal of medical Science, 1847*), dans un accès de delirium tremens, s'émascule complètement. Sur le moment il justifie son acte en déclarant avec fierté : « Un fou peut se couper la gorge ; mais il appartient à un soldat de se couper les parties secrètes », mais en retour, le lendemain, il se lamente sur sa triste situation. Un alcoolique chronique (*Fusier, Th. Lyon, 1883*), après un premier séjour dans un asile, est de nouveau interné : il est en proie à des hallucinations visuelles et auditives et à des idées de persécution qui révèlent un faible niveau mental : il accuse une femme de tout entreprendre pour lui faire quitter son épouse légitime. Quelques mois plus tard, il devient mégalomane et ses idées de grandeur ne sont pas plus brillantes : il est Napoléon Ier, plusieurs femmes sollicitent sa main. Enfin il se coupe un jour le pénis, pour échapper, dit-il, aux évêques anglais ; l'absurdité du motif nous semble garant du caractère de l'acte. Eric Sinclair rapporte d'autre part (*J. of Mental Sc., avril 1886*) l'observation d'un homme atteint de manie récurrente d'origine alcoolique qui, un an et demi après son internement, s'arracha un testicule à l'aide d'un clou. Aux questions du médecin, il répondit que ce testicule n'était pas à lui, mais à un nègre placé dans la même salle. Cinq mois après il se débarrasse, en s'aidant d'une boucle de pantalon, de son second testicule qu'il avale pour qu'un autre malade ne le lui dérobe pas. De tels actes, accomplis dans de telles circonstances, seraient bien inexplicables sans un certain degré d'affaiblissement intellectuel. Cette double castration n'est du reste ici que l'épisode le plus marquant d'une véritable campagne auto-mutilatrice : dans la suite le malade s'incisait fréquemment la peau avec des morceaux de verre ; un jour même il s'ouvrit la temporale gauche. Il finit par se planter dans la tempe droite un petit clou que la peau recouvrit en se cicatrisant ; un abcès se forma, dont l'ouverture eut une issue fatale.

Chez les vieillards la castration se produit souvent dans des circonstances plus ou moins absurdes, révélatrices de leur diminution mentale. Un vieillard se marie avec une jeune femme (*Pick, the Lancet*, 1868) et ne peut remplir ses devoirs conjugaux : il veut se suicider, mais n'ose se couper la gorge et se contente de se couper les testicules. Plus probantes encore sont les observations rapportées par Dupuytren (*Leçons orales*, II), de deux vieillards qui se castrèrent, désespérés, l'un de la légèreté de sa femme, l'autre de l'inconduite de sa fille. Devant ce résultat si inattendu d'associations d'idées si singulières, on peut assurément affirmer la démence sénile, car la démence est seule à se permettre de ces enchaînements et de ces conséquences.

Les auto-mutilateurs, à quelque mobile qu'ils aient obéi, nous avons déjà eu l'occasion de le si-

gnaler, n'avouent pas toujours s'être castrés volon
tairement. Cette dissimulation, dans les deux ca
auxquels nous faisons allusion, était intéressée
puisqu'il s'agissait pour des coupables d'échappe
à la justice ; mais ailleurs elle peut être gratuit
et se compliquer de plaintes et d'accusations ca
lomnieuses. C'est ainsi qu'un mineur (*Millant
obs. 7*), âgé de 55 ans, débile, taciturne et ona
niste, après s'être châtré lui-même, dut se prête
à une visite médicale qui permit de constater so
état : il prétendit avoir été, trois mois aupara
vant, victime d'un guet-apens. Une instructio
fut ouverte et le rapport médico-légal conclu
heureusement à une auto-mutilation. Dans u
autre cas la justice fut moins éclairée : les *Annale
médico-psychologiques* (*7e s.,I, 1885, p .320*) rap
portent, d'après le *British médical Journal*, l'his
toire d'un tailleur de pierre, Isaac Brooks, âg
de 25 ans, dont les allures avaient toujours é
singulières. Un jour on le trouva baignant dan
son sang et porteur d'une plaie au scrotum.
répondit aux questions qui lui étaient faites e
dénonçant deux pauvres diables qui furent envoyé
aux galères. Quatorze mois plus tard le mên
accident se renouvela, sans que Brooks dénonç
personne et sans que la justice s'émût. A
moment de mourir, Brooks, pris de remord

proclama l'innocence des deux condamnés. Une telle aventure entraîne avec elle sa moralité médico-légale : en présence de plaies singulières, le médecin-légiste ne saurait trop s'attacher à l'examen des caractères de la blessure et de l'état mental du blessé, car, en pareilles matières, une erreur reconnue rend suspectes bien des vérités.

Nous allons aborder maintenant toute une série d'observations, autrement intéressantes à nos yeux, où la castration volontaire s'associe chez des individus manifestement vésaniques, à des états mélancoliques d'intensité variable ou à des états psychopathiques dépressifs dans lesquels interviennent le plus généralement des scrupules morbides ou des conceptions délirantes de nature religieuse. Si nous avons insisté, plus longuement peut-être qu'il n'eût fallu, sur les observations précédentes, si même, pour certaines d'entre elles, malgré les facilités qu'elles offraient à l'interprétation, nous n'avons rien tenté pour les rattacher à ce nouveau groupe, c'est qu'il était absolument nécessaire, pour conserver aux conclusions qui vont suivre leur véritable caractère, de ne rien se permettre qui pût leur prêter une généralité que nous sommes le premier à leur refuser. L'électivité que nous avons cru reconnaître aux psychoses mélancoliques et de teinte religieuse pour la castration volontaire, n'exclut en effet la possibilité d'aucun autre processus et ne peut guider vers un diagnostic qu'en vertu de la notion de plus grande fréquence qui, pour chaque cas particulier, reste sujette à caution.

Les états mélancoliques, simples et non associés à des conceptions religieuses, peuvent entraîner la castration volontaire. Millant cite deux castrations ainsi effectuées dans un accès de mélancolie (*obs. 2 et 27*). Ailleurs l'auto-mutilation génitale n'est qu'une forme de suicide. Un épileptique, mort quatre ans plus tard en état de mélancolie, désespéré de son état, se sectionne la partie supérieure de la verge, s'ampute les deux testicules et s'ouvre la partie supérieure de la trachée (*Annales médico-psychologiques, 2e s., IV 1852, p. 599, d'après Andrea Verga*). Un vieux montagnard (*Weigel, Jahrbücher Schmidt, VI*), âgé de 58 ans, atteint d'une double hernie inguinale contenue par un bandage, dont le port lui est douloureux, devient mélancolique ; déterminé au suicide, il s'enlève la totalité des organes génitaux et se fait trois blessures au cou. Il survit, mais reste craintif et honteux. Un jeune homme de 16 ans (*Curling, d'ap. Millant*), manifestement débile et mélancolique, songe à se couper la gorge, mais la lecture du récit d'une castration le détourne de son premier dessein et il se coupe les testicules. A l'hôpital il plaisantait volontiers sur son état avec les autres malades et faisait preuve ainsi, après comme avant son auto-mutilation, d'une débilité mentale, dont son accès de mélancolie peut n'avoir été qu'un épiphénomène.

D'autres observations nous montrent, dans des états psychopathiques dépressifs autres que la mélancolie, l'association des idées religieuses et de la castration volontaire. Naturellement les scrupules religieux ont dans les moines et les prêtres maladivement soucieux de respecter les vœux qu'ils ont prononcés, leurs premières victimes. Au xviiie siècle, Laugier, dans le *Journal de Médecine de 1759*, signalait le cas d'un religieux qui, pour se soustraire à la violence de ses désirs, demanda à un chirurgien-barbier de lui faire subir l'opération dont il sentait le besoin et, sur son refus, se châtra lui-même. Un autre religieux (*Millant, obs. 34*) en proie aux mêmes désirs, usa d'une méthode vraiment scientifique : il fit en effet de nombreux essais sur les animaux avant de s'opérer lui-même. M. Le Dentu (*Th. d'agrégation*), raconte qu'un prêtre, pour se délivrer des érections qui l'importunaient, pratiqua sur lui-même une double castration.

Mais les mêmes scrupules et les mêmes aspirations peuvent produire chez les laïques les mêmes effets ; cependant leur origine psychopathique est d'une manière générale plus manifeste. Un jeune homme d'Edembourg (*Curling, the Lancet, 1838*), sur le refus d'un chirurgien auquel il avait demandé de le châtrer pour pouvoir mener une « vie sainte », fit lui-même une tentative qui n'aboutit pas complètement. Un maçon, âgé de 25 ans (*Golding, Medical Facts and observations, 1797*), dans une crise d'enthousiasme mystique, s'ampute les testicules et fait lui-même la suture du scrotum. Un maniaque aigu alcoolique, qui présente des hallucinations et un délire de nature religieuse, s'émascule complètement. (*Jahrbücher Schmidt, CLI*). Un pâtre (*Morel, Rapport sur l'asile de Maréville, Annales médico-psychologiques, 2° s., II, 1850, p. 363*), chez lequel le fanatisme religieux s'associe à une profonde débilité mentale, et dont le langage présente des stéréotypies caractéristiques, telles que l'habitude d'employer constamment le pronom démonstratif et de répéter toujours le dernier mot de la phrase, essaye de se couper la verge avec un morceau de fer aiguisé et justifie son acte en disant : « c'était

pour gagner le ciel, ce ciel. » Un tailleur d'Au-
male, en Algérie (*Archives de Neurologie, sept.
882, p. 270*), atteint depuis longtemps de monomanie religieuse, assistait à la messe, lorsque
tout à coup il se dirige vers un confessionnal,
dont il ressort ensanglanté : il venait de s'émasculer à l'aide de ses ongles. Il espérait avoir
ainsi gagné le ciel en s'affranchissant de ses inquiétudes. Un maniaque religieux chronique (*Fusier, Thèse Lyon, 1883*), se croyait l'instrument de
Dieu : il se castra complètement pour se soustraire aux désirs de la chair et être pur et digne
de Dieu. Thiersch (*d'après un compte rendu de
la Gazette hebdomadaire du 6 oct. 1882*), a observé un homme de 36 ans, atteint de délire
érotico-religieux, qui, en quatre ans, s'ouvrit deux
fois l'abdomen avec un mauvais couteau de po-
che. Il s'enleva le testicule droit, fit lui-même
la suture au fil de cordonnier et guérit. Plus
tard il recommença pour le testicule gauche,
mais le cordon remonta dans l'abdomen et il dut
avoir recours au chirurgien. Depuis il s'est cru
parfaitement heureux et libre de toute tentation.
Yellowlees (*J. of Mental Sc., 1876, 3e trimestre*),
rapporte l'observation, plus complète et d'autant
plus curieuse (car l'association des idées génita-

les et religieuses avec la castration volontaire y présente un polymorphisme singulier), d'un homme de peine, protestant, dont la mère était catholique. Cet individu, profondément débile, fut atteint d'une affection des voies urinaires, pour laquelle il eut besoin de suivre un traitement. Un jour le médecin, en même temps qu'il pratiquait sur lui une manœuvre douloureuse, lui demanda pourquoi il n'était pas catholique comme sa mère. Dès lors, se constitua dans l'esprit du malade un délire bizarre qui répondait à la capacité de son intelligence : le médecin, poussé par sa mère, lui fait subir des tortures destinées, non à le guérir, mais à le convertir au catholicisme. Peu à peu le délire s'enrichit, sans rien perdre de son absurdité : sa mère, qui a 70 ans, est la maîtresse du médecin et elle a d'autres amants qu'elle reçoit en son absence. Il en vient à tuer sa mère d'un coup de fusil et, son crime accompli, s'ampute le scrotum et les testicules, car il préfère mourir ainsi que d'être pendu. Un rapport médico-légal d'Erhardt (*Allgemeine Zeitschrift für Psychiatrie, 1866*), nous montre une psychose d'origine toxique aboutissant chez un épileptique, par l'intermédiaire de conceptions délirantes, de nature religieuse, à l'auto-mutilation génitale. Il s'agit d'un artilleur, âgé de

30 ans, dont les antécédents héréditaires et personnels sont assez chargés : un de ses frères est imbécile, lui-même a eu dans l'enfance des attaques épileptiques et en 1863 des fièvres intermittentes. En avril 1864, ces fièvres reparaissent. Le 6 avril le malade va prendre un bain. Il a peine, au retour, à retrouver son domicile. Il tombe alors sur un banc et perd conscience de lui-même. Quand il revient à lui, il éprouve une vague douleur au bas-ventre, est entouré de vaisselle et de vitres brisées ; la mère de sa maîtresse, une vieille paralytique, gît à terre ensanglantée. On doit, pour savoir ce qui s'est passé, avoir recours au témoignage de sa maîtresse et de la mère de sa maîtresse : à son retour, sa physionomie était très altérée, il était couvert de sueurs, il a tenu des propos incohérents où dominaient les préoccupations religieuses, il a déchiré ses habits et réclamé un couteau pour les tuer tous. Sur ces entrefaites sa maîtresse est sortie pour aller chercher du secours. Pendant ce temps, il a brisé la vaisselle et les vitres, il a jeté à terre la vieille paralytique et l'a blessée. « Ne crie pas, lui disait-il, je ne te tuerai pas : ce serait un péché, mais je me tuerai moi-même. » Il s'est assis, s'est coupé le scrotum et les testicules et s'est étendu sur le parquet, recouvert de

son manteau. Admis à l'hôpital, il reste pendant quelque temps sujet à de brusques sensations de chaleur et à des congestions passagères du visage et il éprouve un sentiment de faiblesse générale. Ainsi, dans les circonstances les plus diverses, des états psychopathiques fort variés, manie, psychoses de dégénérescence ou d'intoxication, dont le seul trait commun est souvent la présence de conceptions délirantes de nature religieuse, se trouvent aboutir à une même auto-mutilation. Si donc sans doute, l'auto-mutilation est fonction directe de l'état psychopathique fondamental dont le délire religieux n'est qu'une manifestation secondaire et pour ainsi dire épisodique, il n'en reste pas moins intéressant d'observer avec quelle fréquence les auto-mutilateurs empruntent aux conceptions religieuses morbides, qui se greffent accessoirement sur le délire primitif, la justification logique de leur castration.

De même les états mélancoliques manifestent fréquemment à leur tour cette association des conceptions religieuses morbides et de la castration volontaire. Les observations qui vont suivre nous en fourniront la preuve. Elles nous permettront en outre de voir pour ainsi dire se constituer graduellement sous nos yeux le syndrome de Cotard et cette constatation est d'autant plus

intéressante que la plupart de ces observations
étant antérieures aux articles de Cotard ne peuvent être suspectées de complaisance dans l'interprétation de faits qu'elles se contentent de signaler, mais dont elles ne mesuraient pas la portée
et n'entrevoyaient même pas la signification
clinique. L'observation de Sautlux *(Allegemeine
Zeitschrift für Psychiatrie, 1855)* semble présenter l'association de la mélancolie et du délire
religieux sous sa forme la plus simple. Un
homme intelligent, dont jusque-là le caractère
avait été gai, devient tout à coup sombre et
solitaire, se met à fréquenter les églises et pousse
l'exaltation religieuse jusqu'à prier publiquement
dans la rue. Il essaye un jour de se couper le
pénis avec une hachette, mais ne réussit qu'à
s'entamer légèrement le gland. La guérison de
la plaie fut rapide, mais l'état mélancolique persista plusieurs mois encore. Les observations
suivantes sont plus complexes et plus explicites.
Un homme de 52 ans *(Hospital, des Eunuques
volontaires, Ann. méd. ps., 7e s., VII, 1888, p. 379)*
est interné à la suite d'une tentative de suicide :
il est très confus et très délirant, il croit qu'on
veut l'empoisonner. Pendant son séjour à l'asile
il se tranche et s'arrache les testicules qu'il jette
à terre. Sa mutilation accomplie, il reste immo-

bile, les yeux fermés, absorbé dans son délire. Aux questions, il répond que Dieu lui a dit d'agir ainsi, qu'il va mourir, qu'il sent une chaleur agréable, que les reins seuls sont un peu douloureux. Le malade finit par guérir physiquement et moralement et put quitter l'asile. Un garçon de ferme âgé de 18 ans (*J. Adam, J. of. Mental Sc., juillet 1883, p. 213*), élevé dans la religion presbytérienne, a des hallucinations et se croit l'apôtre Paul. Il lit volontiers les publications religieuses, telles que les bulletins de l'Armée du Salut, et ne prend aucune décision sans avoir consulté sa Bible. Depuis quelque temps il est devenu triste et sombre et fuit la société de ses amis. Il croit avoir des ennemis et accuse sa mère de vouloir l'empoisonner ou le livrer à ceux qui lui en veulent. Un jour il se coupe la verge avec un couteau. Au médecin qui le panse il explique qu'il se masturbait et que, dans ces conditions en se mutilant il n'a fait que son devoir, car il a suivi les injonctions de la Sainte Ecriture : « Si ta main droite te fait tomber dans le péché, coupe-la et jette-la loin de toi » (*Mathieu, XVIII, 7*). Pendant le traitement il essaye à plusieurs reprises d'arracher son pansement. Il refuse toute nourriture. Il gâte et souille son lit. Puis à cette période de dépression succède une période d'exaltation, pendant laquelle nuit et jour, il chante des psaumes et des hymnes religieux. Enfin, un journalier, âgé de 34 ans (*Solaville, Ann. md. ps.*, 5e s., *XIX, 1878, p. 218*), est interné en juin 1877 ; à la suite de la mort de sa femme survenue un an auparavant, il a été pris d'hallucinations visuelles et auditives : la nuit sa femme lui apparaît et lui reproche de l'avoir fait mourir ; il sera privé de la vue du Seigneur et ne sera pas enterré en terre sainte. Il en gémit non pour lui, mais pour sa famille. Jour et nuit il entend des voix injurieuses. Il croit qu'on va le brûler ou l'écorcher tout vif. Le Mauvais Esprit est dans son corps, il est damné. Il dit n'avoir jamais fait de mal à personne, mais en revanche il croit avoir tué sa femme à force de l'aimer. Il renouvelle tous les matins ses plaintes au médecin ; il a peur qu'on ne le brûle et qu'on ne rôtisse ses enfants ; il demande avec instance qu'on lui fasse l'opération qui doit le guérir et accompagne ses paroles d'un geste significatif. Il est convaincu que, tant qu'il n'aura pas accompli l'ordre qu'il a reçu d'en haut, il n'a pas de guérison à espérer. Dans ces conditions il se met à dissimuler soigneusement son délire pour ne pas attirer les soupçons et, le 6 août, étant au bain, il profite d'un moment d'inattention pour s'emparer d'une hachette et se trancher les parties génitales. Il reste impassible au milieu d'une hémorragie violente ; il est même presque souriant ; il n'a aucun regret de ce qu'il a fait, puisque c'était commandé, et ne demande qu'une chose, c'est qu'on laisse couler son sang : de cette manière il mourra de sa bonne mort et il ira tout droit au ciel. Il semble ne pas souffrir. Il essaye à plusieurs reprises d'arracher son pansement. Peu à peu son état mental s'améliore et il sort en octobre complètement guéri de sa blessure et de sa folie. Dans l'observation d'Hospital, l'état de confusion mentale, l'intensité du délire et l'anesthésie, dans celle de J. Adam, le refus de nourriture et le gâtisme, dans celle de Solaville, les idées de culpabilité, d'indignité, de possession et de damnation nous rapprochent graduellement du syndrome de Cotard, au point que, hasardé pour les deux premières observations, le rattachement de la troisième au délire de négation nous paraît au contraire légitime.

Les deux observations suivantes, prises en 1851 et en 1852, sont particulièrement intéressantes, car elles nous offrent un tableau à peu près complet du syndrome de Cotard. Il est vrai que le délire religieux est à peine indiqué dans la première et semble avoir été complètement absent dans la seconde, ce qui prouve que l'association des conceptions religieuses morbides et de la castration volontaire, pour intéressante qu'elle soit, n'a jamais que la valeur d'une coïncidence. Delasiauve (*Ann. méd. ps.*, 2° s., *III, 1851, Diagnostic différentiel de la Lypémanie, p. 394*) rapporte l'observation d'un tailleur, âgé de 46 ans, dont le délire débuta brusquement, le 12 juin 1848, par une tentative de suicide : il essaya de se jeter avec sa femme sous une voiture. On le conduisit aussitôt à Bicêtre, où il se présenta avec une physionomie anxieuse et défiante, parut hébété et ne fit à toutes les questions que des réponses confuses. Il passa à l'asile par des périodes successives de dépression et d'excitation : dans les périodes de dépression, le désespoir est peint sur son visage éploré, il est en proie à une mélancolie profonde et à des idées de culpabilité, reste muet durant des semaines et des mois et refuse de prendre aucune nourriture ; pendant ses accès d'excitation, il est plus dangereux pour lui-même que pour les autres, il fait de nombreuses tentatives de suicide ; il essaye un jour de s'arracher les organes génitaux et un autre de s'amputer la verge avec des ciseaux. La seconde observation est celle rapportée par Archambault

(*Ann. méd. ps. 2° série, IV, 1852, p. 146*), d'un marchand de bestiaux israélite, âgé de 23 ans, entré à Maréville en 1847. Depuis dix ans il était dominé par des préoccupations hypochondriaques et avait fait plusieurs tentatives de suicide. Le malade est triste ; il se plaint d'une constipation opiniâtre, quoiqu'il aille parfaitement à la selle ; il refuse de manger parce que son ventre est bouché. Quand on le contrarie, il fait semblant de ne pas comprendre le français et répond en allemand. Une nuit il met à exécution un projet, aussi longuement préparé que soigneusement dissimulé, et se sectionne la verge au ras du pubis. Il justifie son acte en disant qu'il ne va pas à la selle et qu'on ne lui donne pas de médecine. Il n'a pas souffert. Il se lamente continuellement : il ne peut plus ni boire, ni manger, ni vivre, ni mourir. Quelques mois après, il sort très amélioré. Cotard avait signalé la fréquence des auto-mutilations dans le délire de négation. Ces auto-mutilations, comme le prouvent les dernières observations que nous venons de rapporter, portent assez souvent sur les organes génitaux. Mais c'est seulement quand nous aurons étudié l'énucléation et la combustion volontaires que cette constatation prendra toute sa valeur, eunuchisme, œdipisme, scævolisme devant nous apparaître alors comme des manifestations équivalentes et univoques du délire de négation.

Pour le moment l'attention du lecteur ne peut pas ne pas avoir été attirée par la coïncidence extrêmement fréquente de la castration volontaire et des délires religieux. Quelle est la nature de ce rapport ? Est-il fonction d'une religion déterminée à l'exclusion de toute autre ? Or est tenté au premier abord d'incriminer exclusivement le christianisme. Les délires religieux que nous avons l'occasion d'observer reposent presque tous sur des conceptions chrétiennes. L'idéal chrétien est fait d'ascétisme et de mépris de la chair : l'amour est une souillure, le désir des sens une tentation coupable, l'acte sexuel, hors certaines conditions en réalité assez étroites, un péché mortel. Il n'est pas étonnant dès lors que dès le début de l'ère chrétienne la castration volontaire ait paru à des individus isolés, Origène ou Léonce d'Antioche, ou même à des collectivités entières, comme la secte des Valésiens, le souverain remède contre le mal et qu'il n'ait pas fallu moins que les décisions d'un Concile (Concile de Nicée, 325) pour défendre, au nom même du dogme humainement interprété, les intérêts de l'espèce contre les excès de l'ascétisme. Mais la castration volontaire est restée néanmoins un mal chrétien sujet à de brusques recrudescences : l'existence de sectes telles que celle des Skoptzis russes suffit à en témoigner. D'autre part la castration volontaire se trouve quelquefois associée, comme dans le cas du fameux cordonnier de Venise, Mathieu Lowat, à une autre forme d'auto-mutilation où l'influence du christianisme est manifeste et qui même, à vrai dire, n'a de sens religieux que pour un chrétien : la crucifixion. Or cette auto-crucifixion se trouve être quelquefois pratiquée isolément et indépendamment de toute autre mutilation, comme dans le cas du paysan de Kœnigsberg, affilié à une nouvelle secte mystique de l'Allemagne du Nord, que citait la *Revue Bleue* du 9 avril 1892 ou dans celui du laboureur anglais, que rappelait Guislain dans sa 10ᵉ leçon sur les Phrénopathies. Lors donc que la castration volontaire s'associe à l'auto-crucifixion, dont l'idée ne peut se présenter qu'à un chrétien, elle ne peut avoir elle-même d'autre fondement et d'autre mobile que des conceptions chrétiennes. Il semblerait dès lors qu'entre l'idéal ascétique chrétien et l'auto-mutilation génitale il y ait un rapport nécessaire, si bien que l'existence de la foi chrétienne serait ici la condition de la castration volontaire.

Il n'en est rien cependant. Des religions qui n'avaient en général aucun caractère ascétique, telles que les religions antiques, ont provoqué, chez les psychopathes qui les pratiquaient, des auto-mutilations génitales. Quelquefois même la castration y était élevée au rang d'un rite. Les Galles, prêtres de Cybèle, après trois jours d'enivrement mystique, s'émasculaient publiquement; de même faisaient les prêtres de la Diane Ephésienne. Du fait seul que la castration religieuse est antérieure au christianisme, tombe le rapport que la logique avait établi comme nécessaire entre les conceptions chrétiennes et la castration volontaire. Si nos conceptions religieuses étaient autres, nos délirants religieux ne s'en castreraient pas moins : ils trouveraient dans d'autres conceptions, religieuses ou non, d'autres raisons pour justifier leur acte ; l'auto-mutilation resterait ce qu'elle est, il n'y aurait rien de changé sinon l'idée que les délirants s'en feraient et que nous serions tentés de nous en faire d'après eux.

Par conséquent, si les interprétations morbides des conceptions religieuses paraissent entraîner fréquemment la castration volontaire, ce rapport se réduit, à l'examen, à une simple coïncidence. Le délire religieux fournit sans doute à l'auto-mutilateur l'explication apparente de son auto-mutilation, mais délire religieux et eunuchisme sont en réalité au même titre les manifestations indépendantes d'états psychopathiques dépressifs, principalement mélancoliques.

CHAPITRE II

L'ÉNUCLÉATION VOLONTAIRE

L'Œdipisme.

Au cours de nos recherches nous n'avons pu réunir que sept observations d'énucléation volontaire, dont six seulement feront l'objet du présent chapitre : la septième, pratiquée dans le milieu si particulier des pénitenciers militaires, s'est accompagnée de circonstances toutes spéciales qui la rendent inassimilable aux précédentes, et l'étude en sera beaucoup mieux à sa place dans le chapitre que nous devons consacrer à l'auto-mutilation dans l'armée.

Restent donc six observations dont une ne nous est malheureusement connue que par allusion : Szigeti, dans sa communication sur un cas de suicide par extirpation du larynx au Congrès international de Médecine de 1900 (*Section de Médecine légale, p. 92*), rappelle que Falga, de

Budapest, a vu un aliéné s'arracher les yeux de ses propres mains, mais il ne nous dit pas que le cas ait été publié et ne donne aucune autre indication. Le fait toutefois est intéressant en lui-même et par les circonstances dans lesquelles il est rapporté : en rapprochant l'énucléation volontaire du suicide par extirpation du larynx, Szigeti semble en effet la considérer comme encore plus rare qu'elle ne l'est en réalité.

Dans les cas que nous allons rapporter, l'énucléation volontaire se trouve toujours associée à un délire religieux greffé le plus souvent sur un état mélancolique. L'*Allgemeine Zeitschrift für Psychiatrie* de 1846 rapporte l'observation d'une femme, atteinte de monomanie religieuse et sujette à des hallucinations auditives de caractère religieux, qui finit par s'extirper les deux yeux. Dans les *Annales médico-psychologiques* de 1867 (5ᵉ s., *IX*) il est fait allusion à une hystérique, qui poussait l'exagération de ses scrupules jusqu'à la folie et qui, après plusieurs tentatives de suicide, s'arracha les deux globes oculaires. Les trois observations suivantes sont heureusement beaucoup plus complètes. Une femme d'ouvrier (*Howden, J. of mental sc., avril 1882, p. 49*), âgée de 26 ans, est internée pour la première fois en mars 1855. On porte le diagnostic de manie aiguë. Ses antécédents héréditaires et familiaux sont chargés : son père est alcoolique ; sa mère est, à tous les points de vue, une débile qui sera internée en 1881, à l'âge de 78 ans, pour démence épileptique ; un de ses frères, interné en 1854, s'est, depuis son admission, arraché un œil et mourra d'un ulcère de l'estomac ; une de ses sœurs sera internée en 1874 à l'âge de 24 ans. Elle-même a toujours été faible et se fatiguait facilement. Elle a eu deux enfants qu'elle n'est pas parvenue à nourrir et les suites de couches ont toujours été difficiles. Elle est malade depuis quelques jours ; elle s'imagine que Dieu lui ordonne de se mutiler. Elle essaye de s'arracher la langue, et malgré toutes les précautions prises, elle trouve le moyen de s'en couper un gros morceau avec les dents. Puis son état s'améliore et elle peut être rendue à sa famille en janvier 1857. En décembre 1867, après dix années d'une vie à peu près normale, au cours desquelles elle a eu encore deux grossesses, elle est admise de nouveau à l'asile pour manie et tendance au suicide. Son délire a un caractère religieux. Elle pense que Dieu lui ordonne de se brûler elle-même pour purifier son âme. Elle refuse toute nourriture : les aliments qu'on lui propose sont immondes et

Dieu lui défend de les manger. Elle se met complètement nue, car Dieu lui en donne l'ordre. Elle tente à plusieurs reprises de s'arracher la langue. Elle est atteinte d'une constipation opiniâtre qui ne cède qu'à un traitement énergique et prolongé. Elle prend alors un peu de nourriture, mais son estomac reste très irritable et elle vomit très facilement. En mars 1868, elle va beaucoup mieux et on peut la laisser sortir. Elle rentre à l'asile en août 1868. Les troubles gastro-intestinaux sont toujours très accusés : elle vomit tout ce qu'elle prend, elle est très constipée, ses urines sont légèrement albumineuses. Elle continue à croire que la nourriture est immonde : Dieu lui a défendu de manger et même de toucher les animaux dont on lui sert la viande. Dieu lui a donné l'ordre de s'arracher la langue et de se détruire. Ses bras portent les traces de nombreuses blessures, qui témoignent de ses multiples tentatives. Peu de temps après son admission, elle profite de la nuit pour s'introduire la main dans le vagin et le lacérer profondément. Le lendemain elle est calme et, l'après-midi, prend du thé de son propre mouvement. Elle se couche et dort jusqu'à minuit. L'infirmier remarque alors qu'elle est couchée sur le ventre et constate qu'elle s'est arraché les deux yeux :

seul l'œil gauche a été amené complètement en
dehors de l'orbite et sa perte est définitive. Pendant quelque temps elle reste très excitée et persiste dans ses tentatives d'auto-mutilation : sa
préoccupation principale est de s'arracher la langue. Puis son état s'améliore, elle se nourrit bien
et travaille un peu, mais son délire persiste. En
1869, à la suite d'une pleurésie survient une
ostéomalacie progressive, qui ne fut du reste
diagnostiquée qu'à l'autopsie malgré l'existence
d'une remarquable hyperesthésie: de 1872 à 1877,
date de sa mort, elle reste confinée au lit, se plai-
gnant de douleurs multiples et poussant des cris
chaque fois qu'on la touche ; la seule menace de la
faire lever suffit à la jeter dans une vive agitation. Les troubles mentaux et physiques semblent
avoir été ici sous la dépendance d'une intoxication
gastro-intestinale, et cette constatation ne laisse
pas d'avoir son intérêt pour qui sait le rôle étiologique, de jour en jour plus important, que la
psychiatrie contemporaine attribue aux intoxica-
tions. J. Adam (*J. of Mental Sc., juillet 1883*)
rapporte l'observation d'une femme de 45 ans,
mariée, mère de famille, internée à la suite de
plusieurs tentatives de suicide. Elle est très délirante et son délire a un caractère religieux. Une

heure et demie après son admission, elle se crève l'œil droit et on doit la surveiller étroitement pour l'empêcher de se crever l'œil gauche. Elle refuse toute nourriture. Ces symptômes, tentatives d'énucléation, refus de nourriture, persistent pendant deux années, durant lesquelles elle essaye en outre de se mettre la tête dans le feu. Puis elle se remet à s'alimenter, mais elle a de nombreuses hallucinations, tant auditives que visuelles: elle entend des esprits et des voix. Deux ans après, son état est encore le même : elle entend des voix qui lui donnent l'ordre de se mutiler, elle voit ses enfants dans le feu, pousse à cette vue des cris de terreur et essaye de se mettre la tête à côté d'eux. Elle est indigne de vivre, car elle est mauvaise; elle est une charge pour elle-même ; la nourriture qu'on lui donne est empoisonnée. Peu à peu une relative amélioration se manifeste, car, si le délire subsiste, ses réactions sont moins vives et exigent moins de surveillance. Une autre femme, observée par Martinenq (*Ann. méd. ps.*, 6ᵉ *s., XII, 1884, p. 424*), dont les antécédents héréditaires et personnels sont négatifs, s'est mariée à 22 ans et a eu de 22 à 31 ans trois enfants, à chacun desquels elle a donné le sein pendant au moins deux ans. A la suite du dernier sevrage, elle tombe dans un état d'apathie, de lassitude et de tristesse qui, avec le temps, ne fait que s'accentuer. Une maladie du mari provoque le redoublement des symptômes : sa mélancolie est profonde, elle reste taciturne, en proie aux remords, aux idées noires, aux craintes non motivées ; ses conversations et ses lectures portent de préférence sur les sujets les plus tristes. Elle en vient à désirer de se confesser et de mourir et sa santé générale commence à se troubler. Elle est dès lors, d'après les aveux qu'elle fit une fois guérie, en butté à des hallucinations terrifiantes de l'ouïe et de la vue : elle assiste à l'assassinat de ses enfants, entend leurs cris de douleur et croit que c'est elle qui les a tués ; elle voit des figures qui la narguent et entend des voix qui lui reprochent son indignité. Le soir du 1er février 1884, elle s'enfuit à moitié déshabillée en criant « adieu » à son mari, qui court après elle et la trouve en train d'avaler une boîte de pilules d'opium. On la garde à vue. Le 2 février elle est plus calme, manifeste du repentir et se plaint de la surveillance dont elle est l'objet. Mais le soir elle s'échappe et veut aller se jeter à l'eau ; elle fait à ceux qui l'en empêchent une résistance désespérée. Le 3 février elle est au paroxysme de l'excitation, s'arme d'un compas de géomètre, grimpe sur le toit et se frappe le côté gauche à coups redoublés, sans manifester aucune douleur. Elle est immédiatement internée. A ce moment elle est calme, abattue, mais complètement délirante : elle s'accuse des plus grands crimes. Le 5 février, sur les quatre heures du matin, elle entre brusquement dans un violent accès de délire et se plonge les doigts dans les orbites pour s'arracher les yeux. On se précipite pour la protéger contre elle-même, mais l'œil droit, amenant avec lui 2 cm. 5 du nerf optique enveloppé de sa gaîne, a été arraché et jeté sur un lit voisin, et on ne peut sauver que l'œil gauche qui est du reste lui-même complètement sorti de l'orbite. L'insensibilité est absolue. La malade reste absorbée dans son délire, dont les idées de culpabilité, d'indignité religieuse, de damnation forment les éléments essentiels. Secouée de sanglots, elle déclare ne plus vouloir voir ni son mari, ni ses enfants, dont elle est indigne et pour lesquels elle est un objet de répulsion et de honte éternelle. Puis elle se calme et son désespoir, pendant environ deux semaines, reste à peu près muet. Le 20 février une nouvelle crise éclate : elle se débat rageusement dans sa camisole et, faute de pouvoir mieux faire, se mord les lèvres avec fureur au point de les traverser de part en part. Le 30, toutes ses plaies sont guéries et son état mental est meilleur: les hallucinations ont disparu, les idées de culpabilité et d'indignité se sont atténuées, il subsiste un certain état de mélancolie et de torpeur cérébrale, mais il n'y a plus d'agitation. Dès lors la situation s'améliore de jour en jour et en juin la malade sort complètement guérie. Ces dernières observations nous permettent de noter la coexistence de trois symptômes : les hallucinations, le refus de nourriture, la tendance opiniâtre aux auto-mutilations. Or le refus de nourriture est une des manifestations caractéristiques de la mélancolie. La première observation ne signale à la vérité aucune idée mélancolique chez l'aliénée qui en fait l'objet ; cependant si la malade voulait se brûler pour purifier son âme, c'est apparemment que sa conscience ne la laissait pas sans inquiétude. En tout cas les idées mélancoliques apparaissent nettement dans la deuxième observation pour prendre dans la troisième une remarquable intensité : état de mélancolie anxieuse, idées de culpabilité universelle, d'indignité éternelle et de damnation, tous les symptômes s'y retrouvent qui, réunis, constituent le syndrome de Cotard.

Le petit nombre de nos observations nous interdit les vastes pensées. Cependant, à nous en tenir à ce que nous avons vu, il semble que l'œdipisme soit surtout pratiqué par les femmes. Le fait est curieux. L'interpréter serait pour le moment difficile. Nous nous contentons donc de le signaler. Il semble de même et sous les mêmes réserves, que les délires hallucinatoires à base mélancolique et à teinte religieuse jouent un rôle capital dans l'étiologie de l'énucléation volontaire. Sur ce point la poursuite de notre étude nous permettra peut-être certains développements.

CHAPITRE III

LA COMBUSTION VOLONTAIRE

Le Scævolisme.

Dès 1852, Guislain, dans sa dixième leçon sur les Phrénopathies (*I.*, *p*. *239*), signalait la combustion volontaire parmi les procédés d'auto-mutilation employés par les psychopathes et disait avoir vu des aliénés se brûler à petit feu les pieds et les mains ou se mettre la tête dans des charbons ardents. Nous avons pu pour notre part réunir dix-sept observations de combustion volontaire dont un trop grand nombre malheureusement offrent au point de vue psychiatrique une singulière imprécision.

Quelques-unes ne nous révèlent rien de l'état mental des patients, sinon qu'ils étaient aliénés. D'après Thore (*Etudes sur les Maladies incidentes des aliénés, Annales médico-psychologiques*, 1re s., *VII, 1847, p. 141*), un aliéné du service de Rochoux, à Bicêtre, s'appliqua la tête contre un poêle en fonte chauffé au rouge et introduisit ses bras dans le brasier. On ne le retira qu'à grand peine, les bras carbonisés. Il semblait n'éprouver aucune douleur. Hospital (*Des combustions volontaires chez les aliénés, Ann. méd. ps., 5° s., XVI, 1876, p. 36*), cite le cas d'une aliénée qui mit le feu à son peignoir et le laissa brûler sur elle sans témoigner aucune souffrance. Elle mourut du reste au bout de quelques heures. Auzouy (*Troubles fonctionnels de la peau chez les aliénés, Annales méd. ps., 3° s., V, 1859, p. 532*), rapporte deux observations, l'une d'une fille de vingt-huit ans, qui enfonça sa tête dans la bouche d'un poêle en fonte chauffé au rouge et opposa une vive résistance à ceux qui s'efforçaient de l'en retirer ; l'autre d'un ouvrier bruxellois, qui, en proie depuis plusieurs jours à de violentes céphalées, se précipita sur un poêle porté au rouge, le pressa à deux bras sur sa poitrine et opposa de même une vive résistance aux personnes qui voulurent intervenir : tous deux semblaient complètement insensibles, mais, chez l'ouvrier, cette insensibilité ne fut que momentanée, car il mourut au milieu de souffrances inouïes. Le seul trait que nous puissions retenir de ces quatre cas, est l'analgésie qui fut constamment observée.

D'autres observations nous apportent un diagnostic, mais sont muettes sur les symptômes. Un stupide (*Thore, ibid.*), qui s'était déjà écrasé volontairement le pouce et en avait subi l'amputation sans éprouver aucune douleur, introduisit son index dans le foyer d'un poêle et l'y laissa jusqu'à intervention des surveillants. Ce malade semble du reste avoir été sujet à de véritables crises auto-mutilatrices, car dans la suite il se fit au cou et à l'avant-bras des écorchures si profondes qu'elles entamaient le tissu cellulaire sous-cutané. Un maniaque de Bedlam (*Thore, ibid.*) s'appliqua la partie supérieure de la tête contre un poêle chauffé au rouge et se fit une brûlure assez sérieuse pour provoquer la nécrose de la voûte crânienne. Un persécuté (*Hospital, ibidem*), âgé de 44 ans, dont une sœur était morte aliénée, voulut prouver à ses ennemis toute l'étendue de son courage en mettant le feu à son lit et en s'y laissant brûler. Ces observations, à supposer le diagnostic exact, ont pour principal intérêt de nous prouver qu'il en est de la combustion volontaire comme de toute autre forme d'auto-mutilation et qu'elle n'est pathognomonique d'aucun état mental déterminé. Il ne peut pas être question ici plus qu'ailleurs de trouver une formule qui englobe tous les cas connus et à connaître : à des phénomènes complexes ne conviennent en effet que des conclusions d'une généralité toute relative.

Les dix observations qui suivent, vont nous montrer successivement la combustion volontaire combinée à des états mélancoliques et à des conceptions religieuses morbides, greffées sur des états psychopathiques variés, pour nous arrêter au syndrome de Cotard. D'après Hospital (*ibidem*), un mélancolique se brûle sur un bûcher de bois et une femme de 45 ans, désespérée du mauvais état de ses affaires, enduit sa jupe de pétrole, y met le feu, se fait de vastes brûlures du deuxième degré et meurt en quelques heures sans avoir manifesté aucune souffrance. Un élève de l'école polytechnique (*Christian, Des traumatismes chez les aliénés, Ann. méd. ps., 5e s., X, 1873*), mélancolique, mort quelques mois plus tard de phtisie pulmonaire, prenait plaisir à se faire à la main, aux bras, à la figure, des brûlures profondes avec un cigare allumé. Voilà pour les états mélancoliques. Un monomaniaque extatique et halluciné (*Auzouy, ibidem*), jaloux d'imiter St-Laurent, le jour de la fête de ce saint, plonge son bras droit dans l'eau bouillante. Il résiste autant que faire se peut à ceux qui se portent à son secours et jusqu'au lendemain fait preuve d'une insensibilité complète. Une femme (*Christian, ibidem*), dans un accès de délire religieux, se met les poignets dans un brasier ardent. Un jeune aliéné (*Dupain, Thèse Paris, 1888, obs. 125*), se trempe les bras dans une chaudière d'eau bouillante en chantant des cantiques à la gloire de Dieu. Il se montre complètement insensible à la douleur. Une jeune strasbourgeoise (*Legrand du Saulle, Les hystériques, obs. 36*), est sujette à des extases et à des hallucinations ; elle entend des voix angéliques. Un jour les voix lui donnent l'ordre de se plonger les mains dans un réchaud ardent. Elle se met à genoux et se tient le bras étendu sur le brasier tout en entonnant un cantique. L'amputation est reconnue nécessaire. Il est impossible d'endormir la blessée, qui, pendant l'opération, continue à chanter . cantique. Elle déclare avoir souffert, mais, dit-elle « il le fallait pour les anges, pour les voix que j'ai entendues et que j'entendrai encore ». Ailleurs (*Dupain, Thèse Paris, 1888, obs. 126*), il s'agit d'une femme de 34 ans, soupçonnée d'hystérie, adonnée à toutes les pratiques d'une dévotion outrée, et dont les scrupules religieux avaient pris un caractère nettement morbide. Elle s'était passagèrement masturbée : d'où des prières, des remords, des jeûnes, des mortifications, un désir immodéré de châtiment. Elle fit même plusieurs tentatives d'empoisonnement. Un jour elle se place le bras sur une lampe et se brûle grièvement. Elle donne de son acte des explications dont la multiplicité seule constitue un sérieux indice de débilité mentale : elle s'était imaginé en bonne mystique que son sacrifice sauvait la France ; elle avait voulu châtier le bras qui avait péché ; c'était le sorcier qui lui avait inculqué de mauvaises idées ou elle se croyait elle-même le diable. Enfin elle refusa pendant plusieurs jours de s'alimenter. Voilà pour les états psychopathiques à détermination religieuse.

Quant à la mélancolie religieuse, elle n'est représentée que par une seule observation, rapportée par Moreau (*Suicides étranges, Ann. méd. ps.*, *7e s.*, XII, *1890*). Il s'agit d'un homme de trente-six ans qui, à la suite de la mort de sa femme, dont il fut vivement affecté, tomba dans un état mélancolique compliqué d'hallucinations visuelles et auditives. Il fut pris de la manie de brûler tous les mauvais livres et tous les objets contraires aux bonnes mœurs qui pouvaient lui tomber sous la main. Sa pyromanie finit par se tourner contre lui-même : il dressa dans sa cuisine un énorme bûcher et se livra volontaire-

ment aux flammes. Le corps couvert de brûlures
effroyables qui devaient entraîner sa mort, il res-
tait calme et souriant : il avait obéi à un ordre
de Dieu, ses forfaits étaient expiés, il allait rejoin-
dre sa femme. Ces hallucinations, ces idées de
culpabilité, cette insensibilité physique, cette
obéissance à des injonctions divines nous rapprochent déjà singulièrement du syndrome de Cotard, dans lequel il nous semble enfin permis
de faire rentrer l'observation suivante.

Elle est rapportée par Dupain (*ibidem. obs.87*).
Il s'agit d'une femme dont les antécédents héréditaires et familiaux sont chargés : son père s'est
suicidé, une de ses sœurs a des idées de suicide.
Elle-même, depuis sept ans, est en proie à des
idées mélancoliques, à des scrupules, à des
craintes sur la valeur morale de ses actes ; elle
est en outre sujette à des hallucinations. La mort
d'une fille, une nouvelle grossesse redoublent
ces symptômes : elle se croit damnée, elle a des
hallucinations visuelles qui lui présentent le
diable ou le bon Dieu habillé en rouge ; elle se
reproche la mort de ses enfants, elle essaye à
plusieurs reprises de se pendre. Un jour elle par-
vient à se mettre la tête dans la cheminée : « fais-
le », lui disait une voix. Elle est constamment
dans les pleurs et les lamentations. Les troubles

de la sensibilité générale sont profonds : elle est travaillée par la physique. Elle est cause de tous les malheurs, elle nie avoir jamais été baptisé ; on veut la mettre en croix. Etat de mélancolie anxieuse, idée d'universelle culpabilité, idée de damnation, hallucinations visuelles et auditives de caractère religieux, troubles cénesthésiques, tentatives de suicide et d'auto-mutilation, idées de négation, tous les symptômes sont ici réunis, dont l'ensemble constitue le syndrome de Cotard.

Au cours de ces dix-sept observations dont nous avons pu constater combien elles étaient d'étendue et de valeur variables, l'attention du lecteur ne peut ne pas avoir été attirée par l'analgésie, plus ou moins profonde, dont neuf d'entre elles signalent l'existence. Que cette analgésie soit due à des troubles quelconques de la sensibilité centrale ou périphérique ou dépende de l'intensité du délire, elle ne mérite pas moins d'être mise en lumière, car la possibilité d'auto-mutilations normalement aussi douloureuses, la ténacité de certains auto-mutilateurs, la profondeur de certaines brûlures se trouvent par là naturellement expliquées et l'importance médico-légale de semblables constatations n'échappera à personne.

D'autre part, le fait que dans dix de ces observations au moins, la combustion volontaire soit liée à des états psychopathiques dépressifs, principalement mélancoliques, sur lesquels se greffent le plus fréquemment des conceptions religieuses morbides, ne nous paraît pas moins remarquable. Il en est donc du scævolisme comme de l'eunuchisme et de l'œdipisme et il se présente avec son maximum de fréquence dans les mêmes conditions étiologiques. Cette analogie une fois constatée, reste maintenant à en préciser la valeur et la portée.

CHAPITRE IV

LES AUTO-MUTILATIONS ET LE SYNDROME DE COTARD.

Cotard, dans deux articles parus en 1880 et 1882 et réunis depuis en un volume intitulé : *Maladies cérébrales et mentales*, a isolé, sous le nom de *Délire de Négation*, une forme particulière de la Mélancolie anxieuse caractérisée par :

1° L'anxiété mélancolique ;

2° Les idées de damnation ou de possession ;

3° La propension au suicide et aux auto-mutilations volontaires ;

4° L'analgésie ;

5° Les idées hypochondriaques de non-existence ou de destruction des différents organes, du corps tout entier, de l'âme, de Dieu, etc. ;

6° L'idée de ne pouvoir jamais mourir.

M. Régis a proposé de donner à cette variété de mélancolie anxieuse le nom de syndrome de

Cotard qui nous paraît devoir être adopté de préférence, pour marquer nettement que le délire de négation n'est rien de plus qu'un ensemble de symptômes.

Nous avons eu plus d'une fois, au cours des observations que nous venons de rapporter, l'occasion de signaler la présence d'une analgésie plus ou moins profonde et plus ou moins durable. Cette analgésie serait, selon Cotard, fonction du délire et aurait par conséquent une origine psychique. « Il n'est pas rare, dit-il (*p. 280*), de voir des individus atteints de délire partiel, surtout à forme religieuse, supporter volontairement des tortures horribles, se brûler, se mutiler, sans que leur physionomie exprime la souffrance. Ici encore on peut le plus souvent reconnaître que cette insensibilité est liée à un état d'exaltation morale et de passion concentrée. » En réalité, au contraire, bien loin que le délire justifie l'analgésie, les troubles cénesthésiques dont l'analgésie n'est qu'une modalité objective, précèdent et expliquent le délire. Les troubles de la sensibilité entraînent en effet par un enchaînement naturel, dans la conception que se font les aliénés de leur être physique et moral, des illusions correspondantes. C'est ainsi que chez une mélancolique observée par Michéa (*Ann. méd. ps.*, *3e s.*, *II,*

1856), une anesthésie cutanée remarquablement intense avait développé la conviction qu'on lui avait changé son corps. Elle se prenait des plis de peau sur les seins et le ventre et essayait d'y enfoncer la pointe d'un canif en disant : « Vous voyez bien que je n'ai plus de corps, que je suis transformée en machine. » Ici les tentatives d'auto-mutilation démontraient donc à la malade le bien-fondé de ses idées délirantes, provoquées elles-mêmes par l'anesthésie. Troubles de la sensibilité, délire cénesthésique, auto-mutilation apparaissent ainsi, dans cet ordre, trois modalités cliniques étroitement associées.

La fréquence des auto-mutilations dans les états psychopathiques à détermination religieuse est devenue un lien commun de pathologie mentale. Dagonet dit de la mélancolie religieuse (*Traité des maladies mentales, p. 320*), que « c'est dans cette affection que l'on a observé les exemples de mutilation les plus inconcevables ». Ball, de même, dans ses Leçons sur les maladies mentales (*p. 594*), déclare que rien n'est plus habituel que les mutilations chez les adeptes de la théomanie ; il note en outre, ce qui n'est pas pour nuire à nos conclusions, que parmi ces mutilations la castration est une des plus fréquentes et que les aliénés religieux sont parfois poussés à mettre le feu. En tout cas, d'une manière générale, il est donc bien entendu que dans la mélancolie anxieuse à teinte religieuse en particulier, toutes les formes d'auto-mutilation sont possibles et que la démonstration n'en est plus aujourd'hui à faire. Aussi nous contenterons-nous ici d'un seul exemple : Gérard de Cailleux, dans un rapport médico-légal publié par les *Annales médico-psychologiques (3e s., VI, 1860)* donne l'observation d'une femme dont les antécédents héréditaires et familiaux étaient assez chargés : son père était mort paralytique à 52 ans et une de ses sœurs était bizarre. Cette femme se maria à 21 ans ; après une grossesse et un allaitement, elle eut un violent accès de délire mélancolique qui dura un mois. Une nouvelle grossesse entraîna un nouvel accès : la tristesse est profonde, la malade désire mourir, elle a des scrupules religieux, elle est analgésique, la vue et l'audition sont troublées. Elle est internée à 23 ans. Elle présente alors du mutisme et refuse toute nourriture. Elle essaye de s'enfoncer dans le ventre un couteau rond qui pénètre dans le tissu cellulaire sous-cutané. Quelques jours auparavant elle s'était introduit des aiguilles dans les bras. Elle sortit guérie au bout de six mois, mais quatre ans plus tard elle devait, dans un accès analogue, tenter d'assassiner son mari. De même dans l'observation de Martinenq nous avons vu à l'œdipisme s'associer de multiples tentatives d'auto-mutilation. Par conséquent le polymorphisme des auto-mutilations dans la mélancolie anxieuse à forme religieuse ne saurait plus être mis en question. Mais il est permis de se demander s'il n'est pas certaines formes d'automutilation pour lesquelles les mélancoliques anxieux et en particulier les aliénés qui présentent le syndrome de Cotard manifestent une préférence particulière. Tel est le cas, croyons-nous, de l'eunuchisme, de l'œdipisme et du scævolisme.

Les observations rapportées aux chapitres précédents nous ont déjà montré la relative fréquence de ces trois formes d'auto-mutilation dans les délires mélancoliques, dans les états psychopathiques dépressifs sur lesquels se greffent des conceptions religieuses morbides et dans le syndrome de Cotard. Cette fréquence seule présente déjà un grand intérêt pour nous et peut servir, pour sa part, à légitimer nos conclusions. Mais plus remarquables et plus suggestives encore sont (les associations virtuelles ou effectives, que l'on a souvent l'occasion de constater entre la castration, l'énucléation et la combustion volontaires.

Un aliéné, sur lequel nous n'avons malheureusement pas d'autres détails (*Millant, obs. 19*), après s'être retranché les organes génitaux, les fit cuire. Un autre aliéné, âgé de 48 ans (*Cotard, p. 336*), interné à la suite d'une tentative de suicide, est en proie à une agitation anxieuse intense. Il cherche par tous les moyens à se frapper, à se mutiler, à se crever les yeux, à se donner la mort. Il refuse de manger. Ses crimes l'ont rendu indigne des soins qu'on veut prendre de lui. Il a de nombreuses illusions de la vue et attache un sens mystique à tous les objets extérieurs. Avec le temps son délire ne fait que s'accentuer ; il n'a plus de tête, de sexe, ni d'âme ; il nie l'existence de Dieu, il demande la mort à grands cris et fait de nombreuses tentatives de suicide. Il veut se crever les yeux et s'arracher les testicules. De même, nous avons vu, dans l'observation de Solaville, à l'eunuchisme s'associer la crainte d'être brûlé ; dans la deuxième observation de Dupain, au scævolisme se joindre, chez une femme, la terreur du crucifiement, dont nous avons déjà constaté le rapport avec la castration ; dans l'observation d'Adam, à l'œdipisme s'ajoute une tentative infructueuse de combustion volontaire. Enfin, la malade d'Howden s'arrache les yeux, croit que Dieu lui donne l'ordre de se

brûler, se lacère le vagin, mutilation dont on peut
bien dire qu'elle est chez la femme l'équivalent
de la castration volontaire, et manifeste ainsi,
dans la mesure de ses moyens, la coexistence
d'une triple tendance à l'eunuchisme, à l'œdipisme et au scævolisme. De là semble bien résul-
ter que ces trois formes d'auto-mutilation peuvent
indifféremment se substituer les unes aux autres
sans rien perdre de leurs caractères cliniques. Qui
s'est châtré, aurait pu s'arracher les yeux et qui
s'est arraché les yeux, aurait pu se livrer aux
flammes, sans que le délire se soit en réalité
modifié autrement que dans ses formes contin-
gentes et ses manifestations extérieures. Ici,
comme bien souvent ailleurs, ce qu'il y a de plus
saisissant dans les phénomènes observés, risque,
si l'on s'y arrête, d'en masquer le véritable caractère. La castration, l'énucléation et la combustion
volontaires ont en elles-mêmes quelque chose de
singulier et la singularité de l'effet suppose à première vue la singularité de la cause. Nous croyons
avoir suffisamment montré qu'il n'en est rien :
dans la majorité des cas, eunuchisme, œdipisme
et scævolisme, isolés ou à plus forte raison associés, ne sont que les manifestations univoques
d'un même état mental et la réalisation d'une de
ces auto-mutilations de préférence aux deux

autres dépend en réalité de circonstances secondaires.

Reste maintenant à rechercher s'il nous est
possible de nous rendre compte de la relation
qui existe entre ces trois formes d'auto-mutilation et les délires religieux, isolés ou combinés,
comme il arrive le plus souvent, aux divers
symptômes du syndrome de Cotard. Au sujet de
l'eunuchisme nous avons déjà indiqué comment
la coïncidence extrêmement fréquente des conceptions religieuses morbides et de la castration
volontaire s'expliquait par leur communauté
d'origine et comment elles étaient, en fait, les
manifestations indépendantes des mêmes états
psychopathiques dépressifs, principalement mélancoliques. Entre la combustion volontaire et
les délires religieux il serait peut-être possible
d'établir une relation du même ordre. Le feu,
bienfaisant et terrible, a revêtu de tous temps
aux yeux de tous les hommes un caractère sacré.
La flamme qui brûle sans devoir jamais s'étein-
dre au sein des églises chrétiennes brûlait déjà
dans les temples de Vesta et sur les autels
aryens. Si certaines religions interdisent de
souiller la pureté du feu, si d'autres au contraire y voient le souverain remède à toutes les
souillures et promettent les damnés aux flammes,

aucune en tout cas n'ignore et ne néglige le feu. Rien d'étonnant dans ces conditions si le délire religieux peut provoquer le scævolisme. En fait le processus est tout autre comme le prouve par exemple une observation de Cotard (*p. 307*). Une femme de 42 ans, croit n'avoir plus ni cerveau, ni nerfs, ni poitrine, ni estomac, ni boyaux. Il ne lui reste plus que « la peau et les os du corps désorganisé ». Elle ne croit plus à l'existence de son âme, ni de Dieu, ni du diable. Plus tard, il est vrai, elle retrouvera sa foi pour affirmer qu'elle est damnée, que Dieu l'a condamnée pour l'éternité et lui fait dès à présent subir toutes les peines de l'enfer, qu'elle a bien méritées du reste par sa vie, long tissu de mensonges, d'hypocrisies et de crimes. Pour le moment elle n'a plus besoin de manger pour vivre et elle ne pourra mourir de sa mort naturelle. Elle supplie son entourage de vouloir bien la brûler. Elle a du reste fait plusieurs tentatives pour se brûler elle-même. Des troubles cénesthésiques profonds ont d'abord entraîné ici des idées de négation organique ; la malade se rend compte à la fois qu'elle existe et qu'elle n'est plus ce qu'elle était : d'où la conception que, pour mettre fin à cette existence qui lui est à charge, à un état physique particulier doit correspondre un mode particulier de destruction. Si le scævolisme était ici fonction du délire religieux, ce ne pourrait être en tout cas que par l'intermédiaire du délire de négation. La réalité donne donc tort à la théorie : le délire religieux ne provoque pas directement la combustion volontaire et le scævolisme, comme l'eunuchisme, suppose l'existence d'un état psychopathique dépressif, dont le délire religieux n'est lui-même qu'une manifestation. Entre les conceptions religieuses morbides et la combustion volontaire, pour fréquente que soit leur association, il n'y a donc qu'un simple rapport de coïncidence.

Si les conclusions auxquelles nous a conduit l'étude de la castration et de la combustion volontaire ne nous éclairaient pas sur sa véritable nature, le lien qui unit l'œdipisme à la mélancolie à forme religieuse, semblerait dès l'abord plus complexe et plus mystérieux encore. L'interprétation psychologique, qui s'est montrée, nous l'avons vu, assez riche quand il s'est agi du scævolisme et surtout de l'eunuchisme, reste en effet, ici, rudimentaire : à en juger par les nécessités pratiques auxquelles ils répondent et par les jouissances qu'ils procurent, de tous nos sens, la vue semble celui qui joue le plus grand rôle ; les hommes ont donc pu la considérer comme un don divin entre tous. Les Grecs ne concevaient pas qu'un homme pût à la fois voir dans l'avenir et jouir du spectacle des choses présentes : c'eût été trop pour un mortel, et le devin Tirésias était aveugle. Dans les légendes chrétiennes la cécité est souvent un avertissement ou un châtiment de la Providence. La vision est si bien pour nous le premier des sens que perdre la vue, c'est aussi perdre la vie : l'Iphégénie d'Euripide disait déjà à son père :

$$\text{ἡδὺ γὰρ τὸ φῶς}$$
$$\text{λεύσσειν}$$

et nous répétons encore des grands criminels qu'ils sont indignes de voir la lumière. Il est bien difficile d'attribuer à ces associations d'idées confuses et mal définies une influence sérieuse sur les manifestations actives des délires à détermination religieuse, alors surtout que nous avons déjà vu combien le rôle de telles associations, même quand elles semblent le plus étroites, est en réalité contestable. Krafft-Ebing rapporte (*p. 581, obs. 67*) l'observation d'un épileptique, débile et alcoolique, qui était atteint de folie circulaire. Dans ses accès de dépression il se croyait un grand pécheur, était sujet à des hallucinations de nature religieuse et s'adonnait à de minutieuses pratiques de dévotion. Pour se réconcilier avec Dieu il voulait se trancher le pied ou les doigts et parlait aussi de se sacrifier un œil, si ce sacrifice pouvait être agréable à Dieu. L'œdipisme est donc conçu par certains auto-mutilateurs comme un sacrifice agréable à Dieu : voilà le fait. Mais pourquoi l'arrachement des yeux a-t-il ce mérite particulier de donner satisfaction à la colère divine ? La question semble à l'épreuve de toutes les subtilités psychologiques et resterait sans réponse, si les faits ne nous montraient l'œdipisme et les conceptions religieuses morbides, qui le justifient aux yeux du moins de certains auto-mutilateurs, associés à des états psychopathiques dépressifs, principalement mélancoliques. En réalité, si le délire religieux coexiste si fréquemment avec l'énucléation volontaire, ce n'est pas que l'une trouve en l'autre sa raison suffisante, mais bien, au contraire, que tous les deux ressortissent à la même étiologie morbide.

Ainsi, l'eunuchisme, l'œdipisme et le scævolisme, d'un côté, et les conceptions religieuses morbides, de l'autre, ne sont si fréquemment associés qu'en vertu de leur communauté d'origine. Les mêmes états psychopathiques dépressifs, principalement mélancoliques, entraînent, d'une part, par une conséquence naturelle des troubles cénesthésiques auxquels les malades sont en proie, la castration, l'énucléation et la combustion volontaires, et peuvent, d'autre part, emprunter à l'éducation que les malades ont le plus souvent reçue ou au milieu dans lequel ils ont le plus souvent vécu, les conceptions usuelles, sur lesquelles s'échafauderont les délires. Dans l'état actuel de l'humanité ces conceptions, fournies par le milieu et l'éducation, sont très fréquemment religieuses et les délires sont par conséquent très fréquemment religieux. Mais en tout cas les délires religieux ne sont jamais que secondaires aux états vésaniques qui leur ont donné l'occasion de se manifester. Le mélancolique ne se mutile pas, parce qu'il est l'adepte de telle ou telle religion, dont la conception morbide a l'auto-mutilation pour conséquence logique, mais il invoque fréquemment, pour justifier la mutilation que lui commande son état psychopathique, les préceptes de la religion que son temps et son milieu lui fournissent. On ne se châtre pas en un mot, parce qu'on est Skoptzi ou prêtre de Cybèle, on est prêtre de Cybèle ou Skoptzi, parce qu'on est candidat à la castration.

L'eunuchisme, l'œdipisme et le scævolisme sont donc en réalité fonctions d'états psychopathiques dépressifs, principalement mélancoliques, dont les symptômes atteignent toute leur intensité dans le syndrome de Cotard. Dans le délire de négation les auto-mutilations les plus diverses sont possibles. Cependant les observations que nous avons rapportées établissent que la castration, l'énucléation et la combustion volontaires peuvent être considérées comme des procédés de choix, pour lesquels, dans sa tendance générale aux auto-mutilations, le mélancolique montre une tendance particulière. Eunuchisme, œdipisme et scævolisme sont donc ici, d'une manière générale, les manifestations d'un état mental dont la dépression et l'anxiété mélancolique constituent la note fondamentale et auquel les conceptions religieuses morbides ne fournissent jamais que les harmoniques.

CHAPITRE V

—

LES PRINCIPAUX TYPES D'AUTO-MUTILATION.

————

Dans les chapitres précédents nous avons cru
pouvoir isoler de l'ensemble des auto-mutilations
deux formes, l'eunuchisme et l'œdipisme, et
un procédé, le scævolisme, qui nous ont paru présenter dans la majorité des cas, des caractères
tout particuliers. Ce n'est pas à dire, nous le répétons encore, que d'autres états mentaux ne
peuvent entraîner la castration, l'énucléation et
la combustion volontaires, ni que les mélancoliques ne peuvent se livrer à d'autres mutilations,
mais tout simplement qu'il existe entre ces trois
formes d'auto-mutilation et les états psychopathiques dépressifs, principalement mélancoliques,
un rapport tel que nulle part ailleurs nous n'en
avons rencontré l'équivalent. Nous n'essayerons
donc pas de faire rentrer les observations qui vont
suivre dans des cadres que les faits connus ne nous
fournissent pas encore ; nous nous contenterons

de passer en revue les différents types d'auto-
mutilation, dont nous avons pu rencontrer des
exemples et de rechercher chez quels malades,
dans quelles circonstances, sous quelles influen-
ces, en conséquence de quels troubles morbides,
aigus ou chroniques, congénitaux ou acquis, les
auto-mutilations se produisent le plus fréquemment.

Les auto-mutilations peuvent intéresser la tête.
A la suite d'une discussion avec sa femme un
individu (*Ann. méd. ps.*, *6ᵉ s.*, *VI*, *1881*), s'ap-
puya sur le sommet de la tête la pointe d'un
poignard de dix centimètres et l'enfonça jusqu'à
la garde. La blessure n'entraîna la perte ni de
l'intelligence, ni de la sensibilité, ni de la motilité, et la guérison fut rapide. De même, un ouvrier, qui donnait depuis plusieurs années des
signes d'aliénation mentale (*Ann. méd. ps.*, *1ʳᵉ s.*,
V, *1845*, *p. 464*), s'enfonça à coups de maillet au
milieu du crâne un ciseau à froid dont la lame
pénétra à une profondeur de sept millimètres sur
une longueur de dix centimètres. Il put venir à
pied à l'hôpital et guérit rapidement. *L'American
Journal of Mental science* (*avril 1876*), rapporte
l'observation d'un aliéné qui se fit un trou derrière l'oreille avec une alène et y introduisit une
tige de bruyère qui se trouva à l'extraction avoir

cinq pouces de long. Quatre semaines plus tard il recommença et cette fois laissa en place l'alène enfoncée jusqu'au manche. L'alène une fois retirée par les médecins, il y substitua une tige de balai qui traversa les deux hémisphères et qui détermina une paralysie gauche passagère et plusieurs attaques épileptiformes. Le malade finit par s'empoisonner. A l'autopsie on trouva, traversant le crâne et pénétrant dans le cerveau deux tiges de balai de deux pouces, une longue aiguille à tapisser et un clou sans tête. Ces trois exemples d'auto-mutilation sont parmi les plus étranges que nous ayons rencontrés.

M. Brouardel (*Ann. d'hyg. publ. et de Méd. légale*, 4e s., *II, 1904, p. 135*) a signalé un cas d'auto-mutilation de la langue. Ce cas n'est pas unique en son genre, comme le croyait M. Brouardel. Nous avons déjà vu la malade d'Howden se sectionner une grande partie de la langue. Un maniaque (*Hospital, le Petit Clermontois, 9 janvier 1889*) se coupa la langue entre les dents. M. Motet, dans la discussion qui suivit la communication de Szigeti au Congrès de 1900, (*Section de Méd. légale, p. 93*) raconta qu'un aliéné s'était un jour sectionné un morceau de la langue avec les dents et le lui avait craché au visage. Les *Annales médico-psycholo-*

giques (*5ᵉ s., IV, 1870, p. 170*) rapportent, d'après Biffi, l'observation d'un dégénéré héréditaire qui, dans une crise de mélancolie anxieuse, se mordit la langue si profondément que la partie sectionnée se gangréna et que mort s'ensuivit. Notre frère, ingénieur des travaux publics de l'Indo-Chine française, nous écrivait d'Hanoï, le 19 avril 1906, qu'un chef de gare indigène s'était coupé la langue avec ses dents, pour faire croire qu'on l'avait attaqué et qu'on avait dévalisé sa caisse, alors que lui-même était l'auteur du vol. Mais le cas de M. Brouardel reste unique, si on considère que l'auto-mutilation fut pratiquée par arrachement et porta sur la totalité de l'organe, comme en témoigne l'intéressante gravure qui accompagne la communication. Il s'agissait d'une femme de sergent de ville qui fut conduite par son mari à la consultation de M. Gérard-Marchant, à Tenon, dans les circonstances suivantes : la veille, en rentrant, son mari l'avait trouvée debout, vaquant aux soins du ménage. Elle lui avait raconté que dans la journée elle avait eu une violente crise de nerfs : la sensation de constriction et d'étouffement qu'elle avait éprouvée avait été telle qu'elle s'était plongé la main dans la gorge et s'était arraché la langue, qu'elle avait déposée à côté d'elle sur la table. L'hémorragie consécutive avait été peu abondante. A l'examen on constata de l'anesthésie et l'abolition du réflexe pharyngien. La parole était conservée ; seule la mastication était un peu gênée. La guérison fut rapide. L'hystérie paraît ici doublement incriminable, car l'auto-mutilation semble avoir été provoquée par la boule hystérique et favorisée dans son exécution par l'existence d'une anesthésie de même origine.

Le seul exemple que nous connaissions d'auto-mutilation du larynx est rapporté par Szigeti dans sa communication au congrès de 1900 (*Section de Méd. lgale, p. 93*). Une femme de 42 ans, mariée, tombée dans une profonde tristesse à la suite de la mort d'un enfant unique, après s'être coupé la gorge, trouva encore la force de s'arracher le larynx. Cette observation est du plus haut intérêt médico-légal, car les circonstances ayant établi ici l'évidence du suicide, une semblable mutilation ne pourra plus désormais suffire à justifier l'hypothèse d'un meurtre.

L'auto-mutilation, tant chez l'homme que chez la femme, peut porter sur les seins. Un malade de Lévi (*Les Phrénopathies, Archives italiennes, 864*), atteint d'accès intermittents de céphalée, de tristesse, d'anxiété et d'agitation, s'enleva dans

un de ces accès un testicule et le bout des mame-
lons ; il parut ensuite très content de ce qu'il
avait fait. Drouet (*Etude clinique sur le diagnostic
de la Paralysie générale, Ann. méd., ps.,5° s., VI,
1871, p. 182*) rapporte l'observation d'une blan-
chisseuse âgée de 38 ans qui fut internée en 1868 :
le tremblement des mains, l'hésitation de la parole, l'affaiblissement intellectuel, témoigné par
l'incohérence du délire, firent porter le diagnostic de paralysie générale, que l'évolution ne con-
firma pas. Pendant les deux années qui suivirent
elle fut presque toujours très agitée : les troubles
de la motilité disparurent, mais l'affaiblissement
intellectuel persista et les idées de persécution
s'affirmèrent. Par deux fois elle tenta de se suicider en refusant toute nourriture. Elle s'étrangla
un jour avec un fil le bout des deux seins qui se
sphacélèrent : elle manifesta une grande joie à
voir sourdre le pus de ses plaies, car avec lui
« pourront s'échapper, dit-elle, les ordures qu'on
me force à manger ».

Nous avons déjà eu occasion de signaler les
auto-mutilations qui intéressent le ventre et les
intestins. Elles sont fréquentes. Une femme de
38 ans (*Thore, Ann. méd. ps., 1*° *s., VII, 1847,
p. 48*), atteinte de « monomanie-suicide » après
s'être par deux fois, dans un premier accès d'a-

liénation mentale, fait une plaie pénétrante de l'abdomen, dans un nouvel accès s'arma de ciseaux et se fit au ventre deux ouvertures, l'une au-dessus, l'autre au-dessous de l'ombilic ; elle sortit l'intestin par la première ouverture et en retrancha dix-sept pouces. On eut grand peine à la maîtriser. Pendant qu'on la pansait, elle ne manifesta aucune souffrance. Le plus extraordinaire peut-être fut que, malgré la gravité de la lésion et les ressources alors précaires de la thérapeutique chirurgicale, la malade trouva le moyen de guérir de sa blessure, pour tomber ensuite dans un état de démence tranquille. Dans un camp du midi, pendant la guerre (*Hospital,Souvenirs rétrospectifs de 1871, Ann. méd. ps., 5ᵉ s., XIII, 1875, p. 14*), un officier fut atteint d'insolation délirante : il s'ouvrit le ventre et en fit sortir les entrailles en criant : « Je suis innocent ». Un cultivateur breton (*Ann. méd. ps., 8ᵉ s., VIII, 1898, p. 522*) se fendit le ventre de gauche à droite avec un fort couteau et se coupa deux ou trois morceaux d'intestin qu'il rejeta au loin. Tous deux moururent rapidement. Le rapprochement de ces formes d'auto-mutilation et du fameux hara-kiri japonais s'imposerait presque, si l'un n'était l'expression de toute une mentalité nationale et les autres, au contraire, les résultantes de fantaisies individuelles. Les actions, pour étranges qu'elles soient, par lesquelles l'individu s'affirme solidaire de la collectivité dont il fait partie ne sont en effet nullement comparables à celles qui le retranchent pour ainsi dire de cette même collectivité et on ne saurait sans danger, croyons-nous, juger des unes et des autres ni les étudier, ni les interpréter du même point de vue.

Les membres supérieurs et inférieurs peuvent être exposés aux auto-mutilations. Un maniaque (*Hospital, le Petit Clermontois, 9 janv. 1889*), après s'être lacéré les lèvres à coup de dents, s'arrache sans douleur la moitié d'un doigt. Une femme (*Parchappe, Symptomatologie de la Folie, Ann. méd. ps., 2ᵉ s., II, 1850, p. 215*), camisolée après plusieurs tentatives de suicide, parvint, en se frottant les jambes contre la barre de son lit, à s'user lentement la peau, la chair, le périoste et même les os. Dans un petit village de la Charente, un malheureux, qui s'était cassé le bras gauche, se coupa et se scia le bras malade pour se délivrer de ses souffrances (*Le Journal, 11 déc. 1905*). Un homme, vêtu d'un drap blanc, drapé en burnou (*Le Journal, 10 février 1902*), s'arrête boulevard de Belleville, se prosterne et se frappe le front contre terre, tout en tenant des discours incohérents. Puis il se déchausse, fait ses ablutions dans le ruisseau, prend un couteau et se met à se taillader la plante des pieds, jusqu'à ce que des agents interviennent. Moreau, (*Suicides étranges, Ann.méd. ps.,7ᵉ s.,XII,1890, p. 399*), rapporte l'observation d'un individu qui, depuis trois mois, donnait des signes d'aliénation mentale et avait tenté de se suicider en se précipitant dans un puits. Un jour il profite de l'absence de sa femme pour s'asseoir près de la cheminée, poser la jambe et le bras gauches sur la pierre du foyer, et se frapper à coups redoublés avec la main droite armée d'une serpe. Sa femme, en rentrant, le trouve baignant dans son sang : la main gauche est à moitié détachée de l'avant-bras, la jambe gauche est littéralement hachée de blessures. A ceux qui le plaignaient des souffrances qu'il avait dû endurer, il répondit qu'il n'avait pas souffert : nouvel exemple d'analgésie chez un auto-mutilateur.

Enfin, comme nous avons déjà eu occasion d'en signaler des exemples, les auto-mutilations peuvent être multiples. Elles peuvent d'abord être multiples et simultanées. Un ouvrier en piano, congédié pour infirmités (*Ann. méd. ps., 1ʳᵉ s., X, 1847, p. 330*), qui n'avait jamais donné aucun signe d'aliénation mentale, mais dont le caractère avait toujours été sombre et renfermé, descend un jour dans une cave ; quand il en remonte, il se trouve porteur de nombreuses blessures qu'il s'est faites lui-même avec un instrument tranchant : la partie antérieure du cou est le siège d'une plaie transversale, longue de huit centimètres, qui n'a entamé aucun organe ; au pli du coude gauche une plaie transversale met les vaisseaux à nu ; le coude droit présente une plaie identique, mais moins profonde ; en dehors et au-dessus du mamelon gauche existe une autre plaie ; sept ou huit incisions superficielles enfin occupent la région sous-ombilicale. Le malade s'est donc fait simultanément au moins onze blessures. Les auto-mutilations peuvent être multiples et successives. Un officier (*Baume, Contribution à la Médecine légale des aliénés, Ann. méd. ps.*, *6e s., VI, 1881*) est interné à la suite de plusieurs tentatives de suicide : il s'est fait à l'avant-bras une incision profonde avec un rasoir ; il a tenté de se précipiter d'un express en marche ; il a essayé de s'étrangler avec sa cravate ; il a avalé du phosphore et du verre pilé ; il s'est tiré un coup de revolver dans le front ; il s'est lacéré la peau à plusieurs reprises à coups de canif et de ciseaux. Un complot a été formé contre son honneur et sa vie, il entend des voix qui l'accusent de lâcheté et le menacent des pires supplices, s'il ne se suicide pas. Il interprète dans le sens de son délire tout ce qu'il lit dans les journaux. Quand on est une fois parvenu à le distraire de ses idées, il est capable d'occupations sérieuses et de conversations agréables. Chose curieuse, il se met à préparer son baccalauréat ès sciences et, du reste, pendant cette préparation, avale tous les réactifs chimiques inoffensifs qu'on mettait à sa disposition ; il va passer son examen à Rennes et est reçu malgré l'incessante obsession de son délire. Il avait promis de ne rien entreprendre contre ses jours pendant le voyage et il avait tenu sa promesse ; mais dès son retour il reprend sa parole avec bonheur, « heureux, dit-il, de pouvoir se tricoter à son aise ». Il essaya de s'empoisonner en avalant du vert de gris, un jour que le médecin lui avait prescrit du calomel. Le lendemain le médecin le trouva dans son lit dans l'attitude la plus calme, les draps tirés jusqu'au menton. Mis en défiance, malgré ses dénégations, on soulève ses draps : le malade était occupé à s'ouvrir le ventre avec un mauvais couteau. Il vécut encore trois ans, pendant lesquels il fit presque toutes les semaines une tentative de suicide. Ohm (*Thèse Berlin, 1854*), rapporte, d'autre part, l'observation vraiment curieuse d'un paysan dont la mère était alcoolique et qui donna, dès l'école, des signes de débilité mentale ; il eut beaucoup de peine à apprendre à lire et à écrire et ne tarda pas à oublier le peu qu'il avait appris. A sa sortie de l'école, on le mit aux travaux des champs pour lesquels il montra du goût. Il était doux et paisible : les jouets et les jeux des enfants avaient gardé pour lui tout leur intérêt. Son appétit était féroce et la quantité des aliments le touchait plus que leur qualité. Toute sa vie il fut sujet à des incontinences nocturnes d'urine. A vingt ans il se fit une première mutilation et s'amputa la troisième phalange de l'index gauche. En dix-huit ans il se mutila une trentaine de fois. Pendant les trois premières années, il s'enleva toutes les phalanges de l'index et du médius gauche. Il consacra les cinq années suivantes au dépeçage de sa main droite, dont il amputa trois métacarpiens et toutes les phalanges, à l'exception de la première phalange du pouce et de la deuxième et de la troisième du petit doigt. Puis il revint à la main gauche qu'il travailla pendant quatre ans, pour terminer par l'amputation de la radio-carpienne gauche. Quatre ans après, il s'amputa enfin l'avant-bras gauche. Il choisissait d'habitude, pour exécuter ses auto-mutilations, un endroit écarté et se servait d'un mauvais rasoir. Quand on l'interrogeait sur ses actes, il répondait avec beaucoup de défiance et déclarait n'avoir jamais eu conscience de ce qu'il faisait ; mais cette affirmation a paru avec raison suspecte, vu les précautions évidentes que prenait le malade pour arrêter les hémorragies. Après ses auto-mutilations il ne manifestait ni affliction, ni repentir. Il était remarquablement analgésique. L'expression de son visage était stupide. Sa parole était lente, pesante et embarrassée. Ses mouvements étaient maladroits et lourds, et cette maladresse et cette lourdeur ne firent qu'augmenter avec le temps. Il soutenait volontiers la conversation, quand elle portait sur ses occupations professionnelles, mais, dès qu'on essayait de l'entretenir de ses mutilations, il devenait aussitôt méfiant et taciturne. Le cas nous semble doublement intéressant, et par le nombre des auto-mutilations, et par la suite et la méthode avec laquelle elles furent pratiquées.

Il n'est donc pas pour ainsi dire d'organes ni de régions du corps qui échappent à la fureur auto-mutilatrice et une première auto-mutilation n'exclut pas, au contraire, la possibilité d'une seconde.

CHAPITRE VI

—

LES PROCESSUS DE L'AUTO-MUTILATION

—

Les conceptions délirantes mélancoliques, dont nous avons déjà signalé l'importance étiologique, à l'égard de l'auto-mutilation et sur le détail desquelles nous ne pensons pas avoir à revenir, agissent le plus souvent, comme un grand nombre des observations que nous avons rapportées en font foi, par l'intermédiaire d'hallucinations sensorielles. Dans la majorité des cas ces hallucinations sont des hallucinations auditives. Cotard l'avait déjà noté (*Maladies cérébrales et mentales, p. 275*) : « Les hallucinations, principalement quand elles ont un caractère impératif, ont une influence considérable sur les divers actes des aliénés : suicide, homicide, mutilation, refus d'aliments, etc. » Nous avons vu en effet de nombreux malades, pour justifier leurs actes, invoquer un ordre de Dieu. Calmeil, d'autre part (*De la Folie, I, p. 15*), rappelle qu'un aliéné entendait la roue d'un moulin placé dans son voisinage lui répéter nuit et jour qu'il devait se couper les testicules. Ces hallucinations auditives s'accompagnent fréquemment d'hallucinations visuelles qui, sans doute, le plus souvent, comme dans la plupart des cas que nous avons signalés, ne contribuent en rien à provoquer l'auto-mutilation, mais qui quelquefois au contraire se combinent aux hallucinations auditives pour la provoquer directement. Un cultivateur, âgé de 42 ans (*Christian, Des traumatismes chez les aliénés, Ann. méd. ps.,* 5e s., X, *1873, p. 9*), fait, dans un accès de mélancolie, plusieurs tentatives de suicide. Il se voyait poursuivi par ses ennemis et entendait dire qu'on allait l'enterrer tout vif. Un jour il parvint à s'emparer d'un clou, à l'aide duquel il s'ouvrit le ventre du thorax au pubis. Plus caractéristique encore est le cas signalé par Ball (*Leçons sur les maladies mentales, p. 594*) : Un breton, dont les missions envoyées dans son village avaient exalté les sentiments religieux jusqu'au fanatisme, quitte sa famille et ses affaires et se met à errer dans les campagnes. Un soir il entre dans une assemblée et y raconte les souffrances qu'il a subies pour l'amour de Dieu. « Jésus-Christ m'est apparu, déclare-t-il, et m'a dit : comme j'ai donné mon corps tout entier pour ton salut, je t'ordonne de me sacrifier ta main gauche. — Et je l'ai fait ». En témoignage de ses paroles, il montre son bras gauche dont la main est amputée. Ces observations, jointes à celles que nous avons déjà rapportées, prouvent assez de quelle fréquence et de quelle importance sont les hallucinations sensorielles, visuelles et surtout auditives, dans l'étiologie de l'auto-mutilation.

L'auto-mutilation peut être fonction de l'alcoolisme aigu ou chronique. Une femme (*Ann. méd. ps.*, *4e s.*, *I, 1863, p. 475*), se présenta un matin à une consultation dans un état complet d'ivresse. Elle avait le poignet gauche coupé et manifesta ses regrets d'avoir oublié sa main chez elle, car elle l'avait coupée le matin même et venait savoir s'il serait possible de la réappliquer. Dans l'alcoolisme chronique les hallucinations visuelles peuvent provoquer des auto-mutilations. Nous avons eu occasion d'observer, à la consultation de M. Delamare, à Andral, un ouvrier de 41 ans, originaire du Nord, grand buveur de bière, de vin et d'absinthe, qui avait eu, quatre ans auparavant, une crise hallucinatoire qui dura huit jours. Dans la nuit du lundi 31 juillet au mardi 1er août 1905, il fut repris d'hallucinations visuelles et auditives : il conversait avec ses

« fantômes », comme « s'il était à l'ouvrage ».
Dans la journée du mardi, le malade qui est porteur d'une arthrite de la radio-carpienne droite, sans accuser aucune sensation subjective dans la main droite, s'empare d'une aiguille de cordonnier et fait le geste d'arracher de sa main quelque chose. Il prétend que ce sont des hameçons et déclare en avoir retiré au moins deux mille. Il opère avec gaîté : « Regarde celui-là, dit-il à sa femme ; le fil a au moins deux mètres de long. » Les piqûres qu'il se fait ne sont pas du reste profondes. Interrogé sur son acte, il se souvient de ce qu'il a fait et se rend compte qu'il a été dupe d'hallucinations ; il explique qu'en réalité c'était à des « vers noirs » (comédons), qu'il avait à faire. Le lendemain, mercredi, comme sa main lui faisait mal, il voulut se la gratter avec un tranchet, « tellement çà le piquait », mais ne s'opiniâtra pas trop dans son dessein. Ailleurs l'alcoolisme chronique aboutit à l'auto-mutilation par un processus plus complexe : un ouvrier des Halles (*Chadžinski, Ann. méd. ps.*, 6e s. *VII, 1882*), alcoolique, est, à la suite de nombreuses fatigues morales et physiques, pris d'hallucinations de l'ouïe. Il croit que le feu est à la cheminée de sa maison. Pendant deux nuits et un jour il demeure très anxieux. De nouvelles hallucinations apparais-

sent, accompagnées de troubles cénesthésiques : des secousses électriques lui parcourent le corps, son pied gauche est anesthésique. Il en conclut que ce pied est atteint de charbon, que le sang y est corrompu et que sa seule chance de salut est de retrancher le membre malade. Il prend un sécateur et s'ampute d'abord le gros orteil. Il allait continuer lorsque des voisins accoururent. Il est interné. Pendant son séjour à l'asile, il présente de l'insomnie, de l'insensibilité, de l'agitation, de la loquacité, de l'anorexie, des troubles de la sensibilité générale, des hallucinations visuelles multiples, de l'embarras de la parole, tous les symptômes donc d'une psychose toxique, qui semble ici d'origine alcoolique. Les conceptions délirantes qui justifiaient l'auto-mutilation mirent plus d'un mois à disparaître. L'auto-mutilation peut donc être, dans l'alcoolisme chronique, non seulement la conséquence des hallucinations sensorielles, mais aussi la manifestation dans les actes du délire toxique.

Les crises d'épilepsie, comme l'a noté Parant (*Des impulsions irrésistibles chez les épileptiques, Congrès de Bordeaux, 1895, 1, p. 199*), s'accompagnent souvent d'auto-mutilations. Les mutilations sont fréquemment dues à ce que, dans ses accès, l'épileptique continue inconsciemment un acte commencé : un charcutier (*Parant*), pris à plusieurs reprises de vertiges épileptiques pendant qu'il coupait de la viande, se blessa presque toutes les fois avec ses couteaux ; une femme (*Mind, 1876, I, p. 272*), prise d'une crise d'épilepsie au moment où elle coupait du pain, s'amputa presque complètement le bras. En dehors même des crises classiques l'épilepsie peut entraîner des auto-mutilations. Une épileptique de 31 ans (*Bicoulet, Etude sur le No-Restraint, Ann. med. ps., 6ᵉ série, VII, 1882, p. 32*), qui en trois ans avait tenté neuf fois de se suicider, se servait de morceaux de verre ou de boutons d'habit aiguisés pour se faire aux bras de nombreuses entailles. Un jeune épileptique, lucide d'ailleurs, menteur, calomniateur, voleur et dépravé, (*Delasiauve, des pseudo-monomanies, Ann. méd. ps., 3ᵉ s., V, 1859*) se délectait parfois à manger des ordures et se mutilait de ses propres mains avec une effroyable impassibilité ; quand on l'interrogeait sur les motifs de ses actes, il répondait que « ses idées le poussaient ». Le même Delasiauve, dans sa communication à la Société médico-psychologique sur l'épilepsie larvée (*Annales méd. ps., 5ᵉ s., X, 1873, p. 105*), rapporte l'observation d'une négresse de 23 ans, épileptique, dont les actes francs étaient toutefois sujets à caution. Cette femme passait par des phases successives d'exaltation maniaque et de concentration mélancolique. Elle avait des hallucinations, dans lesquelles Dieu lui apparaissait. Elle avait fait plusieurs tentatives de suicide ; mais la tendance aux auto-mutilations était chez elle prédominante : elle s'arracha, probablement avec les dents, les chairs au pli du coude ; elle se blessa les poignets en cassant des vitres et se déchira le cou avec les mains. L'épilepsie donc, sous ses formes les plus simples comme les plus complexes, seule ou associée à d'autres troubles mentaux, entretient avec l'auto-mutilation des rapports qui méritent d'être connus.

Faut-il attribuer à des crises de petit mal ou à des impulsions inconscientes de tout autre ordre les plaies fort étendues que, d'après Brierre de Boismont (*Ann. méd. ps.*, 1re s., *IV, 1844, p. 111*) se faisait, tout en causant, une jeune fille, dont l'état mental ne laissait, par ailleurs, rien à désirer ? Elle répondait à toutes les représentations : « vous avez parfaitement raison ; je ne m'en aperçois pas ; cela se faisait malgré moi », et recommençait aussitôt. L'observation est trop sommaire pour permettre un diagnostic. En tout cas l'auto-mutilation semble pouvoir être parfois la conséquence d'une impulsion irrésistible. Un cultivateur, âgé de 53 ans (*Guislain, 10e Leçon sur les Phrénopathies*), à la suite de contrariétés et inquiétudes, est pris de tristesse et d'insomnie. Brusquement le désir s'empare de lui, d'abord de tuer sa femme, puis de s'amputer le bras, car : « quand je n'aurai plus de bras, je ne pourrai plus tuer ma femme ». Et d'un seul coup de couteau il se tranche l'avant-bras. M. Dumas a bien voulu nous communiquer l'observation d'une jeune fille, qui avait déjà, par nombre de ses actes, manifesté l'impulsivité de son caractère. Elle présentait un doigt surnuméraire dont on lui proposa l'amputation. Elle repoussa d'abord vivement cette idée, puis, quelques jours après, brusquement se mit en devoir d'exécuter elle-même l'opération, qu'elle n'eut du reste pas le courage de mener à bout. Le chirurgien acheva l'amputation et la malade fit alors preuve d'une pusillanimité qui contrastait singulièrement avec l'apparente énergie qu'elle avait un moment manifestée. Le cas est intéressant par les éléments qu'il associe, car il montre chez une prédisposée un motif relativement plausible donnant naissance à une impulsion manifestement morbide.

Les dégénérés et les débiles sont également sujets aux auto-mutilations. Une femme de 30 ans (*Ann. méd. ps.*, 4e s., I, 1863, p. 473), se fait avec un rasoir de profondes blessures aux deux bras, après avoir écrit au chef de son mari une longue lettre, où elle se proclame adepte du spiritisme et dont les détails témoignent de son infirmité intellectuelle. Une jeune israélite (*Chauning, American Journal of insanity, Janvier 1878*), qui avait subi de nombreuses condamnations pour des vols commis presque toujours chez des médecins et qui se vantait d'avoir été la cliente des plus célèbres praticiens de New-York, passait par des périodes successives de calme et d'agitation. Dans les périodes d'agitation elle devenait exaltée, malveillante et grossière, et cassait tout ce qui lui tombait sous la main. Elle se faisait avec du verre sur les bras des blessures profondes et larges, dans lesquelles elle enfouissait des corps étrangers ; elle se laissait ensuite panser paisiblement sans manifester aucune douleur. Elle semblait au contraire prendre un singulier plaisir aux recherches que les médecins étaient obligés de faire pour extraire de ses plaies les morceaux de verre ou de bois, les clous, les aiguilles ou les épingles qu'elle y avait introduits. Un charpentier (*Ann. méd. ps.*, 1ʳᵉ *s., IX, 1847*) tenta successivement de se suicider en se tirant un coup de fusil, puis en se jetant dans un puits, dont on le retira sain et sauf : il voulut du reste tuer son sauveur. Un jour, dans un cabaret, probablement en état d'ivresse, il prit un couteau et se taillada le poignet. Deux ans après il commit un double assassinat, suivi de vol et d'incendie. Il semble bien difficile en ces deux cas de ne pas incriminer au premier chef une profonde dégénérescence.

La démence, quelle qu'en soit l'origine, entraîne souvent des auto-mutilations. Une démente (*Bicoulet, Ann. méd. ps., 6ᵉ s., VII, 1882, p. 52*) est prise, vingt-cinq ans après son internement, d'impulsions à se mutiler et à se blesser. Un jour elle se frappe à coups redoublés la figure et les mains avec ses sabots, au point de provoquer une plaie contuse du sommet du crâne qui entraîne une nécrose étendue de la tête externe. Plus tard, d'un abcès qui s'est formé dans la région occipitale, on lui retire une foule de morceaux de bois. Depuis, elle s'est enfoncée plusieurs morceaux de bois dans la cuisse et s'est mordu le bras gauche jusqu'au sang. Un autre dément (*Hospital, Petit Clermontois, 9 janvier 1889*) s'enleva une phalange de l'index d'un seul coup de dent et l'avala. En ces deux cas, si nous ignorons la nature et l'étiologie de la démence, l'absurdité des actes nous est un garant de la vraisemblance du diagnostic. Ailleurs un dément sénile (*Chevallier, Ann. méd. ps., 7ᵉ s., XII, 1892, p. 312*) dans

un accès d'excitation se hache de coups de couteau la face et le crâne. Ailleurs la démence se
greffe sur une double dégénérescence physique et
mentale. Un vieux pensionnaire d'asile (*Langlois,
Ann. med. ps.*, *6° s.*, *VI, 1881*), dégénéré, gâ-
teux et simiesque, qui parle de lui à la troisième
personne et présente de la stéréotypie verbale, se
met souvent à genoux et s'applique de vigoureux
soufflets ; puis il se frotte les mains et dit : « G.
a été méchant, il a été mis en pénitence ». Souvent il saisit un sabot, s'en frappe la tête avec
violence et s'enfonce les ongles dans les chairs
et dans la joue. Ses mouvements de fureur sont
subits. Sa physionomie exprime la colère d'abord,
puis la satisfaction, quand il a cessé de corriger
l'autre. Des questions qu'on lui pose et de ses
réponses, il résulte en effet qu'il considère que
son corps appartient à G., mais que sa tête est
la tête de Coch..., que G. et Coch..., sont souvent mécontents l'un de l'autre et se punissent
alors réciproquement. L'auto-mutilation est donc
ici fonction d'un dédoublement de la personnalité
dont le caractère absurde et les manifestations in-
cohérentes témoignent l'origine démentielle. C'est
de même la démence qui, à tous les stades de
l'affection, détermine les auto-mutilations si fréquentes dans la paralysie générale. Vu l'absur-

dité de son acte et des motifs de son acte, que peut être en effet, sinon un paralytique général, l'individu (*Le Journal, 25 août 1905*), qui fut trouvé aux Champs-Elysées, dépouillé de tout vêtement et attaché par le torse au tronc d'un marronnier ? Il portait à la poitrine deux incisions légères, qu'il s'était faites lui-même avec un couteau qu'on retrouva à ses pieds. Conduit au commissariat de police, il déclara avoir voulu faire une tentative de « greffe humaine ». Thore, (*Ann. méd. ps., 1re s., III, 1847, p. 48*), rapporte l'observation d'un paralytique général qui s'était fait au ventre avec un couteau une soixantaine de blessures, dont quelques-unes étaient pénétrantes et entraînèrent la mort ; le malade était arrivé à un tel état de démence qu'il fut incapable de donner de son acte une explication même absurde. M. Vallon dans sa communication à la Société de Médecine légale de France sur les mutilations par mouvements automatiques chez les paralytiques généraux (*Ann. d'hyg. publ. et de méd. lég., 1892, II, p. 534*), a longuement insisté sur le besoin insatiable de mouvements dont font preuve certains paralytiques généraux grabataires et sur les mouvements machinaux et constamment identiques à eux-mêmes auxquels ils se livrent continuellement. Les agités silencieux, confinés au lit, calmes et tranquilles en apparence, se font quelquefois des mutilations particulièrement intéressantes, en exécutant sous leurs couvertures des mouvements automatiques, que leur peu d'étendue fait passer inaperçus et qui, par leur répétition, peuvent entraîner de graves blessures. En une nuit, par exemple, un paralytique général grabataire se fit à la cuisse une plaie de 25 centimètres de longueur, intéressant l'épiderme et le derme ; un autre s'enleva toute l'aile droite du nez en exécutant autour de la narine avec le pouce des mouvements demi-circulaires. Ces auto-mutilations sont fonctions à la fois, d'une part, de la démence, d'autre part, de l'automatisme et de l'analgésie, qui en sont la conséquence indirecte. Leur connaissance est particulièrement importante en Médecine légale, car elle permet, le cas échéant, de mettre hors de cause la responsabilité des infirmiers, dont les familles sont trop souvent portées en pareilles circonstances à incriminer les brutalités et les violences.

Les auto-mutilations répondent quelquefois à des perversions sexuelles plus ou moins singulières. Hospital (*des Eunuques volontaires, Ann. méd. ps.*, 7ᵉ s., *VII, 1888, p. 379*) rappelle qu'un berger solitaire, pour obtenir le spasme vénérien, se fendit longitudinalement les corps caverneux. Mais bien plus topique de tous points est l'observation de « Sadi-fétichisme » rapportée par P. Garnier (*Ann. d'hyg. publ. et de méd. légale, 3ᵉ s., XLIII, 1900, p. 220*). Eugène L., le mangeur de chair humaine, était au moment de son arrestation, âgé de 21 ans ; ses antécédents, tant héréditaires que personnels, sont très chargés : son grand-père était alcoolique, son père est épileptique, une de ses sœurs est très faible d'esprit. Lui-même a uriné au lit jusqu'à seize ans et s'est montré dès l'enfance dépravé et indiscipliné. De bonne heure il s'est masturbé. Il est très liseur et ses lectures portent de préférence sur des livres de piété, car il est dévot et volontiers superstitieux et mystique : il s'est livré à des mortifications, toutes les fois que ses masturbations ont été trop fréquentes. L'impulsion, dont les manifestations ont entraîné son internement, a débuté dès l'âge de sept ans ; dès ce moment, en effet, il a eu envie de mordre les jeunes filles à peau fine et blanche, d'arracher un morceau de leur peau et de le manger. Cette idée impulsive ne se compliquait d'aucun désir de viol. Il n'a jamais eu de relations sexuelles. La crainte des réactions de la foule l'a toujours retenu de se ruer sur une passante. Au moment de son arrestation il avait, depuis un an environ, recours à des manœuvres étranges qui n'arrivaient pas absolument à tromper ses désirs impulsifs, mais en calmait néanmoins l'ardeur. Il avait toujours sur lui une paire de forts ciseaux et, quand la vue d'une jeune fille avait exaspéré son désir, il détachait à coup de ciseaux un lambeau de sa propre peau, choisi parmi les plus fins et les plus blancs, de manière à renforcer son illusion, puis il l'avalait en s'efforçant de s'imaginer que c'était un morceau de peau de femme : il obtenait alors l'orgasme génital. C'est dans ces circonstances qu'il fut arrêté sur un banc, boulevard du Temple, comme il se découpait avec ses ciseaux un large fragment de peau sur l'avant-bras gauche. A l'examen son corps est couvert de plaies et de cicatrices, dont plusieurs sont profondes et répondent à une assez vaste perte de substance. Les parties les plus atteintes sont le ventre, l'avant-bras gauche, les seins, la face interne des cuisses. L. ne présente aucune anesthésie ni analgésie cutanée. D'après ses propres aveux, la douleur qu'il éprouve en se mutilant, est au contraire fort vive, mais cette souffrance de quelques instants est largement compensée par la satisfaction que lui procure ensuite le souvenir de la jeune fille qu'il a suivie, associé à la déglutition de sa propre peau.

La vue des armes, comme celle des jeunes filles, ravive son obsession ; il éprouve dans les deux cas des vertiges, une sensation d'angoisse, de la tachycardie, de la constriction épigastrique, et ses tempes se couvrent de sueur. Sur les conclusions du rapport de Garnier, L. fut enfermé à St-Anne où il fit dans la suite une tentative de suicide par strangulation.

Les auto-mutilations enfin sont assez fréquentes dans l'hystérie. Les convulsionnaires de St-Médard sont trop connus pour nécessiter ici autre chose qu'une simple mention. Au XIXe siècle même, dans une maison d'éducation de Lyon (*Ann. méd. ps.*, 1re *s.*, *XII*, *1848*, *p.265* : *les Diables de Margnolles*), plusieurs jeunes filles se crurent possédées du démon et l'une d'elles, entre autres excentricités, se faisait de nombreuses blessures et s'enfonçait dans les chairs des aiguilles sans tête. Mais parmi les auto-mutilations hystériques, de beaucoup les plus intéressantes sont celles que provoque l'invincible besoin d'attirer l'attention particulier à l'hystérie et qui servent à justifier, par l'existence des blessures réelles, une affabulation mensongère qui pose les auto-mutilatrices en victimes d'imaginaires attentats. Une jeune femme de 22 ans (*P. Gar-*

nier, Ann. d'Hyg. publ. et de Méd. lég. 3° s., L., *1903*), débile et hystérique, se fit au cou une plaie légère pour étayer toute une simulation romanesque de tentative d'assassinat suivie de viol. Une jeune fille de 23 ans (*Legrand du Saulle, les Hystériques, p. 352*), sujette à de fréquentes crises d'hystérie, à des accès de somnambulisme et à des visions ascétiques, en un moment où il n'était bruit dans son pays que d'attentats contre les jeunes filles, est trouvée un jour, les poignets liés, la bouche baillonnée, les yeux bandés, les vêtements souillés de boue. Elle raconte qu'elle a été attaquée sur la route par quatre jeunes gens, dont elle donne un signalement minutieux, auquel personne ne répond dans la région : ces jeunes gens, après l'avoir sollicitée vainement de se donner à eux, l'ont baillonnée et ont essayé, mais inutilement de la violer ; de dépit il lui ont tailladé à coups de couteau la figure, les bras, la poitrine et plusieurs autres parties du corps : la sonnerie des cloches et le claquement d'un fouet leur ont fait seuls prendre la fuite. L'examen médico-légal prouva l'existence de nombreuses incisions régulières et superficielles sur toute l'étendue du corps, mais l'absence de toute contusion. Le médecin se refusa à croire à l'attentat et ses doutes furent confirmés par les aveux complets qui se produisirent peu à peu. L'auto-mutilation hystérique compliquée d'auto-accusation constitue un syndrome mytho-maniaque, dont M. Dupré a trop bien mis en lumière tout l'intérêt médico-légal dans sa leçon d'ouverture du cours de psychiatrie médico-légale (1905), pour que nous y insistions longue-ment. Pour se rendre compte des funestes consé-quences que l'ignorance de la mythomanie hysté-rique peut entraîner et de la nécessité où sont les médecins-légistes de l'avoir toujours pré-sente à l'esprit, il suffit de se rappeler la trop fameuse affaire de la Roncière où une accusation mensongère, fondée sur toute une mise en scène que complétaient quelques légères muti-lations, détermina sur la dénonciation d'une hystérique méconnue, la condamnation d'un innocent.

Par les observations que nous venons de rap-porter, on voit assez combien est complexe l'étio-logie de l'auto-mutilation et combien dès lors un examen minutieux, physique et mental, de l'au-to-mutilateur est nécessaire pour permettre de rapporter l'acte suspect à sa véritable cause. Le lecteur, de même, se rendra mieux compte main-tenant, nous l'espérons, pourquoi il serait vain de prétendre ramener à l'unité des faits dont la complexité se dérobe, pour ainsi dire, à la synthèse.

CHAPITRE VII

L'AUTO-MUTILATION INDIRECTE

Les psychopathes s'adressent quelquefois à autrui pour réaliser les mutilations dont ils ont conçu l'idée ; d'où le nom d'auto-mutilation indirecte, sous lequel, vu leur analogie avec le suicide indirect, nous avons cru pouvoir désigner les cas de ce genre.

Un certain nombre des auto-mutilations militaires rentre dans le groupe des auto-mutilations indirectes. Cependant nous en réserverons l'étude pour un autre chapitre, car les caractères particuliers de ces mutilations appellent une étude particulière. De même nous ne ferons que signaler ici les auto-mutilations indirectes en lesquelles s'expriment non pas les caprices individuels de mentalités morbides, mais bien les conceptions religieuses ou sociales de collectivités entières, races, peuples ou sectes. L'extirpation des incisives pratiquée par certaines populations sauvages de l'Afrique, la circoncision en honneur parmi les peuples sémitiques, la tonsure qui, chez les chrétiens, signifie l'entrée dans les ordres, l'amputation des seins que pratiquaient les Khlistis russes sont, à des titres différents, des phénomènes extrêmement complexes, manifestations de la psychologie collective qui n'ont d'individuel que l'apparence. Bien différents sont les cas qui, eux, tombent directement sous notre examen, où les volontés coopérantes de celui qui veut la mutilation et de celui qui l'exécute sont seules en présence et constituent ainsi un groupe morbide aux contours nettement arrêtés.

Ici comme ailleurs, les mutilations, pratiquées pour les motifs les plus divers, portent sur les organes les plus différents. Le *Moniteur du Puy-de-Dôme* du 31 octobre 1885 racontait, dans sa chronique judiciaire, le procès de deux individus inculpés d'en avoir châtré un troisième. A l'audience le mutilé raconta avec satisfaction l'opération qu'il avait subie, et cette satisfaction est du reste le seul renseignement que nous ayons sur son état mental : il est en vérité insuffisant pour formuler un diagnostic. En tout cas notre homme avoua avoir essayé à deux reprises de se mutiler lui-même, mais il n'avait réussi qu'à se faire des blessures inutiles. C'est alors qu'il s'adressa aux deux accusés, qui se montrèrent plus habiles. Le tribunal condamna ces derniers à 5 fr. d'amende : les juges se rendirent donc compte, la modicité de la peine en témoigne, que si le mutilé était suspect au point de vue mental, les mutilateurs ne l'étaient peut-être pas moins. Il semble en effet, d'une manière générale, qu'une volonté manifestement morbide ne peut rencontrer de complicité et de coopération que dans des volontés elles-mêmes pathologiques ou tout au moins débiles.

Legros, dans le *Journal des connaissances médico-chirurgicales* de 1836, rapporte (*d'ap. Millant*) l'observation d'un individu qui ne pouvait obtenir l'orgasme vénérien qu'en se déchirant le scrotum. Il finit par trouver une prostituée qui consentit à lui mutiler les parties, pendant qu'il pratiquait le coït. Ses rapports avec cette femme lui procuraient, paraît-il, d'intenses voluptés. Cette forme directe de masochisme est, croyons-nous, extrêmement rare. Nous n'avons, en tout cas, rencontré de seulement comparable à celle-ci, que l'observation de ce berger qui trouvait un plaisir érotique à se sectionner la verge. En outre la main mutilatrice était évidemment guidée ici par un intérêt immédiat et ses services devaient sans doute être amplement rétribués.

Néanmoins la femme qui s'asservit à de si curieuses pratiques, ne devait pas se distinguer, au contraire, par l'étendue de ses facultés mentales, de l'immense majorité des prostituées.

Les psychopathes, auxquels des considérations de tout ordre font envisager une mutilation comme nécessaire à la santé de leur corps et de leur âme, s'adressent fréquemment aux chirurgiens, qui leur paraissent naturellement indiqués par leur profession pour leur faire subir l'opération qu'ils souhaitent. Le plus souvent ils ont affaire à des praticiens honnêtes et avertis, qui les renvoyent comme ils étaient venus. Malheureusement tous les chirurgiens n'ont pas les mêmes scrupules moraux ou la même prudence thérapeutique. On a cru longtemps que la castration pouvait guérir de l'épilepsie et en 1853 (*d'ap. Hospital, ibid.*), un épileptique obtenait encore d'un chirurgien qu'il lui enlevât un testicule. La castration est du reste une mutilation fréquemment réclamée : aux observations que nous en avons déjà rapportées s'ajoutent les deux cas signalés par Hospital, où la castration fut demandée à des médecins pour remédier à des désirs sexuels trop impérieux. Mais parmi ces fanatiques du bistouri, les plus nombreux comme les plus opiniâtres, sont les hypocondriaques et les plus intéressants sont les aliénés atteints de délire de zoopathie interne. Ils assiègent les chirurgiens de leurs supplications : ils ont dans la tête, la poitrine, l'estomac ou les intestins des animaux, araignées, couleuvres ou lézards, dont une opération seule pourrait les délivrer. Ils décrivent avec un luxe incomparable de détails la forme, les dimensions, les mœurs et les habitudes de l'animal qui les possède, et les inquiétudes et les souffrances qu'ils subissent du fait de sa présence. Une femme âgée de 50 ans (*Ann.méd. ps.*, *1re s.*, *II, 1843, p. 187*), qui se croyait possédée par des araignées, demandait avec insistance qu'on lui fendît le ventre et qu'on lui ouvrît largement l'estomac pour trouver et détruire leur nid. Actuellement les chirurgiens se refusent en général à rien tenter pour les soulager : ces formes de délire se fondent en effet sur des troubles cénesthésiques profonds, sur lesquels la suggestion thérapeutique ne peut avoir qu'une action momentanée et qui reprennent bientôt leur impitoyable évidence. D'une manière générale, après l'opération le délire redouble et les zoopathes deviennent même dangereux, car ils attribuent à la maladresse, à l'incurie ou à la mauvaise volonté du chirurgien, la persistance de leurs malaises et de leurs douleurs. A la fois dans l'intérêt du malade et dans leur propre intérêt, les chirurgiens font donc sagement de s'abstenir, mais ils n'ont pas toujours eu la même prudence, tant le simulacre d'une opération paraissait logiquement devoir ici posséder une action bienfaisante. Esquirol par exemple, dans son Traité des Maladies Mentales, rapporte l'observation d'une jeune fille qui, à la suite de violentes émotions morales, fut prise d'une douleur fixe, localisée au sommet de la tête. Elle en vint bientôt à se persuader qu'elle avait dans le crâne un ver qui lui dévorait le cerveau. Cette malade semble du reste avoir été d'une débilité d'esprit singulière, car l'idée du ver qui la possédait évoqua dans son esprit celle du vert-de-gris et elle fut prise de la phobie du cuivre. Devant la persistance des douleurs et du délire, Esquirol, à bout de ressources thérapeutiques, lui proposa une intervention chirurgicale. Dans un moment d'excitation la malade commença l'opération, mais s'évanouit à la vue du sang. Esquirol fut appelé et compléta l'opération. Il présenta à la malade un morceau de fibrine en lui affirmant que c'était le ver persécuteur. Tous les symptômes, paraît-il, disparurent. Malheureusement la thérapeutique chirurgicale, s'est montrée, nous l'avons vu, à une plus longue expérience, infructueuse et même pleine de dangers. En tout cas, pour ne rien dire des autres motifs possibles de son intervention, quand l'auto-mutilation indirecte est consentie et pratiquée dans ces conditions par le chirurgien, il faut qu'il accepte pour une part l'interprétation absurde et délirante du malade, qui attribue ses troubles cénesthésiques à la présence d'un animal ; le médecin sait bien qu'au contraire les troubles cénesthésiques sont la condition même du délire, et cependant il opère, alors que son opération n'aurait de sens que si le malade avait raison. Ce sont donc les affirmations délirantes du zoopathe qui créent ainsi une thérapeutique. Ici donc comme ailleurs, l'auto-mutilation indirecte n'est possible que quand le mutilateur s'associe, fut-ce de mauvaise foi, aux conceptions délirantes du mutilé.

Les zoopathes ne s'adressent pas toujours à des chirurgiens. Les journaux racontaient récemment l'histoire d'un malheureux aliéné qui, dans une petite ville de Bourgogne, alla trouver le commissaire de police pour le prier de lui faire ouvrir le ventre, car il s'y trouvait un animal dont la présence le torturait. On le mit à la porte sans autre forme de procès. De retour chez lui il se fit lui-même au ventre une large ouverture et en mourut peu de temps après. Plus curieux encore par ses circonstances est le cas rapporté dans les *Annales médico-psychologiques* (*1re série, VIII, 1846, p. 417*) d'un certain Plaquet qui, en 1815, faisant la moisson avec le nommé Bertrand, crut s'apercevoir que Bertrand lui avait jeté quelque chose dans sa soupe : ce quelque chose était devenu un moucheron, lui était entré dans l'œil, s'était insinué dans son corps et s'y était transformé en couleuvre. Sa conviction était d'autant plus inébranlable qu'il croyait fermement s'être ouvert une fois le ventre et y avoir vu le reptile : véritable cas d'auto-mutilation onirique. Pendant trente ans cette conviction et les troubles de tout ordre sur lesquels elle se fondait persistèrent. Plaquet se persuada enfin que seul Bertrand pourrait remédier à son état en lui ouvrant le ventre. Dès lors, à toute occasion, il supplia son persécuteur de le délivrer, passant dans ses objurgations des prières aux menaces. Enfin il somma un jour Bertrand de lui ouvrir le ventre et sur son refus se livra contre lui à des violences et voies de faits. Le malheureux possédé passa en cours d'assises et trouva un jury pour le condamner. De tels faits suffiraient à prouver, si la démonstration en était encore nécessaire, à quelles erreurs le juge est exposé, quand ses décisions ne sont pas éclairées, en tout ce qui dépasse sa compétence, par les avis des médecins-experts.

Toute auto-mutilation indirecte plus encore peut-être que toute autre auto-mutilation, vu la complexité des faits, nécessite une expertise médico-légale. Le mutilateur est en effet suspect au point de vue mental presque autant que le mutilé et tous deux constituent un couple morbide, dont il importe d'analyser soigneusement les caractères. Nous verrons plus loin, à propos de l'auto-mutilation indirecte dans l'armée, que le mutilateur peut être à la fois la tête et le bras, le consentement du mutilé étant alors fonction de sa débilité intellectuelle et de sa passivité morbide. Dès lors leur responsabilité réciproque ne peut être exactement dosée qu'après un examen minutieux des circonstances de l'auto-mutilation indirecte et des facultés mentales des intéressés. En tout cas tout auto-mutilation indirecte, avant l'intervention du juge, nécessite celle du médecin légiste, auquel seul il appartient de dire avec quelque autorité en quelle mesure elle ressortit de la prison et de l'asile.

L'auto-mutilation indirecte apparaît donc, dans les limites que nous avons fixées à cette étude,

comme un phénomène d'interpsychologie morbide. L'action, anormale dans sa conception et son
exécution, suppose d'une manière générale la
coopération de deux volontés pathologiques. Peut
concevoir qui veut l'idée d'une auto-mutilation
indirecte, mais ne trouve pas qui veut un complice pour la réaliser, car il faut presque néces-
sairement à ce complice une mentalité que tout
le monde ne possède pas. La conception de l'auto-
mutilation indirecte est donc beaucoup plus fréquente que sa réalisation. L'auto-mutilation
indirecte n'est symptomatique d'aucun état mental particulier ; cependant l'idée s'en présente le
plus fréquemment, par une conséquence naturelle
de leurs conceptions morbides, aux hypocondriaques et aux aliénés atteints de délire de zoopathie
interne.

CHAPITRE VIII

L'AUTO-MUTILATION MILITAIRE

Le désir d'échapper au service militaire est de tous les peuples, comme de tous les temps. Ceci nous rend compte pourquoi il y a toujours eu des hommes pour préférer une infirmité définitive et le plus souvent fort gênante à une contrainte temporaire et à des dangers éventuels. « Le service militaire, dit A. France (*Mannequin d'osier, p. 8*), fut odieux même à ces pâtres du Latium qui acquirent à Rome l'empire du monde et la gloire d'être déesse. Porter le fourniment leur fut si dur que le nom de ce fourniment, *ærumna*, exprima ensuite chez eux, l'accablement, la fatigue du corps et de l'esprit, la misère, le malheur, les désastres ». Aussi les conscrits romains se tranchaient-ils quelquefois le pouce pour ne pas être enrôlés dans les Légions. D'où les étymologistes ont conclu que poltron venait de *pollex truncatus*.

L'étude historique de l'auto-mutilation dans
l'armée serait curieuse à plus d'un titre. Mais elle
supposerait une autre documentation que la nôtre
et demanderait tout un volume. Il nous suffira
ici de rechercher si toute auto-mutilation militaire ne pose pas un problème de psychiatrie médico-légale.

Les « *Recherches sur les maladies simulées et
les mutilations volontaires observées de 1859 à
1896 chez les jeunes gens, conscrits ou militaires
en activité de service, envoyés à la 2ᵉ compagnie
de pionniers jusqu'en 1875, et, depuis cette épo-
que, à la 4ᵉ compagnie de discipline* », que M. le
Médecin-major Huguet a publiées dernièrement,
contiennent un ensemble de 1078 observations,
sur lesquelles 680 se rapportent à des auto-mutilateurs. Nous nous faisons un devoir de reconnaître tout ce que nous devons à ce livre, dont
la lecture a inspiré la plupart des réflexions qui
vont suivre. Ce n'est pas que M. Huguet ait fait
œuvre de psychiatre. Ses observations, naturellement fort courtes, vu leur nombre, sont muettes au point de vue mental. Ce silence n'est pas
aussi regrettable qu'on pourrait d'abord le croire.
Si l'on rapproche en effet l'observation 680, où
un auto-mutilateur est rapporté avoir été « re-
connu pleinement responsable malgré les témoi-

gnages de vingt habitants de sa localité déclarant qu'il était atteint d'un commencement de folie », de l'observation 171 où il est dit d'un individu accusé de simuler l'épilepsie qu'il « finit, après deux ans de simulation, par avoir de véritables attaques », l'étiologie de cette épilepsie enlève bien de sa valeur à la négation de cette vésanie, et il apparaît que, moins hasardées, d'autres affirmations et interprétations de ce genre, pour n'être pas immédiatement récusables, n'en seraient que plus dangereuses. Félicitons-nous donc plutôt de leur absence. A défaut de toute enquête psychologique il reste les faits objectifs, circonstances de l'auto-mutilation, conduite antérieure et ultérieure de l'auto-mutilateur, dont l'examen va, je crois, nous permettre de conclure que toute auto-mutilation militaire nécessite une expertise médico-légale.

A ne considérer que les statistiques brutes, il apparaîtrait que l'intérêt, la peur et l'opportunité, tous mobiles normaux de l'activité humaine, sont les principaux facteurs de l'auto-mutilation militaire. L'intérêt, car la fréquence des auto-mutilations varie proportionnellement aux rigueurs de la loi militaire : au moment où le service militaire devient universel et obligatoire, le nombre des mutilés envoyés aux compagnies de discipline, passe de 7 (1872) à 25 (1873) ; après la loi de 1889, qui réduit la durée du service à trois ans, le nombre des mutilés tombe d'une moyenne de 29 dans la période 1883-89 à la moyenne de 16 pendant la période correspondante, 1890-96 ; et il sera curieux dans quelques années de constater à ce point de vue les résultats de la loi de 1905, qui établit entre toutes les classes sociales une relative égalité. La peur, car la seule crainte d'être envoyé à la guerre multiplie les auto-mutilations : dès le début du premier Empire, les auto-mutilations étaient devenues si nombreuses que l'on dût créer en 1807 les compagnies de pionniers (*Boisseau, Considérations sur les maladies simulées, dans l'armée en particulier, 1869, p. 52*) ; au moment de la guerre de Tunisie, le nombre des auto-mutilateurs envoyés aux compagnies de discipline passa de 20 en 1881 à 39 en 1882 ; au moment de la guerre du Tonkin, il monta de 25 en 1883 et 1884, à 40 en 1885. L'opportunité, car, d'une part, sur 1.059 simulations ou mutilations, 253 datent d'avant l'incorporation et 332 se produisent dans les six premiers mois de service : après, d'une manière générale, ou l'homme s'est plié au métier ou il juge que ce n'est plus la peine ; et, d'autre part, l'auto-mutilation intéresse 446 fois sur 680 cas l'index droit, dont l'intégrité est indispensable au tir. Reste maintenant à savoir si l'auto-mutilation est une réaction normale de l'intérêt et de la peur et si elle peut être jamais tenue pour une action normalement opportune.

Le but que poursuit le conscrit en se mutilant, est d'être refusé au conseil de revision. Le but du soldat, une fois au régiment, est en général plus complexe : il veut, d'une part, se faire réformer et, d'autre part, être en mesure de rattacher sa mutilation à un fait de service pour obtenir une pension. Dans un cas comme dans l'autre les mêmes nécessités s'imposent. Il faut d'abord que la mutilation soit de nature à rendre impropre au service. Or la moitié au plus y réussissent (367 sur 680, Huguet). Il y a là une pauvreté dans l'exécution qui est déjà vraiment remarquable. Il faut que la mutilation puisse passer pour accidentelle et que le récit du mutilé soit de nature à expliquer l'accident et à légitimer la pension. Or Boisseau avait déjà remarqué la pauvreté d'imagination des auto-mutilateurs : « La narration que font les hommes mutilés ne varie guère : généralement leur accident leur est arrivé en fendant du bois. » Cette uniformité et cette

indigence des explications et des justifications
ne sout pas moins notables dans les observations
de M. Huguet. C'est à peine si, sur 680 auto-
mutilateurs, deux d'entre eux font preuve d'une
certaine intelligence dans le choix des moyens
ou dans l'organisation de leur défense. L'homme
qui fait l'objet de l'observation 455, s'était coupé
l'index et le médius gauches : il prétendait
qu'étant dans la cuisine du chef armurier, il
avait voulu de sa main droite accrocher une cas-
serole et, ce faisant, avait heurté un couperet
qui était tombé sur sa main gauche appuyée sur
la table. Aux observations 606 et 615 M. Huguet
rapporte comment, de deux hommes appartenant
au même régiment, l'un, C. s'était mutilé très
habilement avec une lame de couteau arrangée
en scie, de manière à faire croire qu'un cheval
l'avait mordu à l'écurie, et avait obtenu un
congé de réforme n° 1, tandis que l'autre, G., qui
avait voulu procéder comme son camarade, n'eut
pas la même succès et fut envoyé aux compagnies de discipline. De dépit, G. dénonça C., qui
eut par suite le même sort. Si C. nous paraît
ici avoir fait preuve de quelque initiative, G.,
par son imitation maladroite et son dépit impul-
sif qui le pousse à porter inutilement préjudice
à autrui, nous semble être à bon droit suspect

au point de vue mental. Enfin *Le Matin* publiait dernièrement (*10 novembre 1905*) le récit des aventures de « Gegène le Tatoué » qui, arrêté pour vente d'objets recelés, dans un accès de vantardise vraiment pathologique, avait pris le commissaire de police pour confident de ses exploits, sous prétexte qu'il voulait aller à la Nouvelle. Après diverses condamnations, il avait été envoyé, pour faire son service militaire, aux bataillons d'Afrique. Là il avait été condamné pour voies de faits envers un supérieur à cinq ans de travaux publics. Pendant qu'il subissait sa peine, il avait été assez habile pour se faire à la main droite une blessure qui put passer pour accidentelle et nécessita l'amputation du pouce. D'où libération avec indemnité. Sa vie depuis n'est qu'une longue suite de cambriolages et de combats sanglants, au point qu'il est porteur de dix-neuf cicatrices, tant de coups de couteau que de balles de revolver. Chez lui, à une intelligence assez ouverte, s'associe donc, comme il est fréquent, une agénésie morale complète, qui le classe parmi les psychopathes. Ces réserves et ces exceptions faites — et nous avons vu combien elles étaient peu de nature par leur nombre et leur qualité à infirmer notre thèse, — nous pouvons dire que la pauvreté de l'exécution et de l'explication, générale pour ainsi dire chez les auto-mutilateurs, met en question l'intégrité de leurs facultés mentales.

Sur l'ensemble des simulateurs et des mutilés 8 étaient des déclassés (étudiants, ecclésiastiques, peintre, acteur). Sur les 680 auto-mutilateurs 87, soit 13 % étaient engagés volontaires. Or les recherches psychiatriques les plus récentes sont d'une manière générale défavorables aux engagés ; elles tendent à les présenter comme des dégénérés et des excentriques, candidats du fait de leurs anomalies constitutionnelles à toutes les formes de psychopathie. Les *Annales médico-psychologiques de 1844* rapportent (*1, p. 423*), d'après Renaudin (*Observations sur les homicides commis par les aliénés, in Gazette médicale de Strasbourg*), l'intéressante observation d'un aliéné interné après avoir, étant en état d'ivresse, assassiné son frère. C'était un ancien engagé volontaire, qui, après une jeunesse déplorable, s'était montré un non moins déplorable soldat et que son insubordination avait fait envoyer aux compagnies de discipline. En fin de compte il s'était coupé les deux premières phalanges de l'index pour se faire réformer. Son service terminé, il était revenu dans son village où il s'était signalé par des excès de tout genre. Il présentait à l'examen des stigma-

tes de dégénérescence, n'avait gardé de son crime
qu'un faible souvenir, n'en accusait aucune émo-
tion, prétendait être en butte aux menées de ses
ennemis, incriminait le magnétisme et l'électri-
cité et soupçonnait ses aliments d'être empoi-
sonnés. Il finit dans la démence. Ainsi nous
voyons constatée par un bon observateur, bien
avant que l'attention ait été attirée sur l'état mental des engagés, l'association de l'engagement
volontaire et de l'auto-mutilation dans un syndrome psycho-pathologique excessivement complexe chez un dégénéré amoral, alcoolique et
persécuté. Sur les 680 auto-mutilateurs, 34, soit
5 %, ont, soit avant, soit après leur mutilation,
ou au moment de l'accomplir, simulé quelque
affection organique : or on sait assez aujourd'hui
grâce, en particulier, aux travaux de notre maître, M. Dupré, l'importance psychopathique des
manifestations mythomaniaques. 49 enfin, soit
7 %, soit avant, soit après leur service, ou pendant la durée de ce service, ont eu maille à partir
avec les tribunaux civils ou militaires et encouru
des peines plus ou moins graves. Et, s'il est actuellement au moins imprudent d'affirmer que tous
les criminels soient des aliénés, cette notable
proportion de délinquants parmi les auto-mutilateurs est cependant de nature à attirer l'attention.

Les motifs et les circonstances de l'auto-mutilation révèlent souvent l'extrême impressionnabilité du sujet ou même sa débilité intellectuelle et morale. Rien à première vue n'est plus légitime que le désir de venir en aide à sa mère, rien n'est moins normal cependant que de devenir auto-mutilateur pour ne pas la quitter, comme il est arrivé au moins une fois, puisque, tous les ans, bien des mères auraient besoin que leurs fils restent auprès d'elles, sans que pourtant leurs fils y voient une raison de se mutiler. Le désespoir d'être séparé pour un temps d'une femme aimée a provoqué 11 auto-mutilations. Là encore le sentiment initial a quelque chose de légitime, mais l'acte, du fait seul qu'il révèle l'extrême assujettissement moral et physique du mâle à la femelle, a quelque chose de suspect. Quatre disciplinaires ont avoué avoir, en se mutilant, cédé aux mauvais conseils de leur famille, de leur femme ou de leurs amis : ici déjà la suggestibilité psychopathique se dessine plus nettement. Enfin en quelque cas l'absurdité ou l'étrangeté des motifs ou la disproportion extrême entre la cause et l'effet ne laissent plus aucun doute sur la nature pathologique de l'acte : un soldat se mutile pour échapper aux fatigues d'une colonne, deux autres pour être versés à la 4º compagnie de discipline.

M. Duponchel (*Traité de médecine légale militaire, p. 618*) rapporte l'observation « d'un militaire, très brave du reste, mais qui voulait être décoré : il obtint en effet la distinction qu'il ambitionnait après s'être enlevé un doigt d'un coup de revolver (en présence de l'ennemi) ; le malheureux garçon n'était du reste qu'un déséquilibré médiocrement responsable et qui finit par le suicide ». Le syndrome psychopathique est donc complet : déséquilibration, mythomanie, auto-mutilation, suicide. De même les circonstances de certaines auto-mutilations sont révélatrices. Nous avons tous connu l'atmosphère du corps de garde, le lourd ennui des factions, la douceur relative de l'infirmerie, la mélancolie des rentrées de permission, nous avons tous vu des camarades s'enivrer, faire des absences illégales, être punis de prison ou de cellule : ni nos camarades, ni nous, nous ne nous sommes, d'une manière générale, laissé aller à l'impression des circonstances au point de nous porter à des actes irréparables, notre conscience et la leur n'étaient pas envahies par ces tristesses et ces angoisses au point de perdre la saine vue et l'exacte notion des réalités. Or, sur 680 auto-mutilations, 5 % ont été exécutées dans des circonstances de ce genre : 4 au corps de garde, 13 en faction, 1 à l'infirmerie, 3 en permission, 2 en rentrant de permission, 4 en état d'ivresse, 8 en absence illégale, 3 en prison ou en cellule, 2 en présence de l'ennemi. Autant de cas où le sujet a, nous semble-t-il, pour ainsi dire affirmé, sinon par son acte, du moins par les circonstances de son acte son infirmité mentale.

L'auto-mutilation est contagieuse comme le suicide. Nous avons déjà signalé les observations 606 et 615 où le même procédé est utilisé dans le même but à peu près au même moment. De même les observations 582 à 585 ont rapport à quatre conscrits du même recrutement qui se mutilèrent tous les quatre au même moment et dont trois se mutilèrent de la même manière. Plus curieux encore et plus probant est le récit suivant d'une épidémie d'auto-mutilations que nous empruntons aux *Annales médico-psychologiques* (*1ʳᵉ série, XII, 1848, Variétés, p. 436*) : « Au mois de février 1844, 350 hommes du 3ᵉ bataillon du 1ᵉʳ régiment de la Légion étrangère étaient campés à Sidi-Bel-Abbès dans la province d'Oran. Un soldat s'étant mutilé en se tirant volontairement un coup de fusil dans le poignet, 13 autres se mutilèrent de la même manière dans l'espace de 20 jours. Aucun de ces militaires ne voulut avouer que cette mutilation fût volontaire ; tous affirmaient que c'était un pur accident arrivé pendant qu'ils nettoyaient leurs armes et tenaient imprudemment la main appliquée sur l'extrémité du canon. Il ne fut possible dans aucun cas de découvrir un motif plausible qui pût expliquer des faits si étranges. Le commandant Manselon, justement effrayé de cette épidémie, et craignant de lui voir prendre plus d'extension, leva le camp, et pour changer les habitudes de ses soldats et opérer une diversion, il les conduisit au camp d'Aïn-Tiffrit, distant de sept ou huit lieues de Sidi-Bel-Abbès, et occupé par le 10e bataillon de chasseurs de Vincennes commandé par M. Boet. Quel ne fut pas l'étonnement du commandant Manselon en apprenant de M. Boet que 8 de ses soldats s'étaient mutilés depuis très peu de jours en se tirant des coups de fusil dans la main, comme ceux du camp de Sidi-Bel-Abbès. M. le commandant Manselon et le docteur Caumont qui nous ont transmis ce fait, affirment qu'il n'y avait entre les deux camps aucune communication et qu'on n'a pu savoir dans l'un ce qui se passait dans l'autre ». Sans rechercher comment s'expliquerait la coïncidence de ces deux épidémies, tout est réuni ici pour donner à l'imitation un caractère nettement morbide : uniformité de l'acte, uniformité de sa justification, absence de tout motif plausible autre que l'imitation et la contagion elles-mêmes. Cette belle observation a presque la valeur d'une expérience pour prouver comment l'auto-mutilation rentre dans la catégorie des actes dont l'exemple en certaines circonstances, suscite spontanément la reproduction chez les prédisposés.

La mutilation, voulue ou consentie par l'intéressé, est assez fréquemment exécutée par un complice. Il s'agit alors de véritables auto-mutilations indirectes. Sur 680 auto-mutilations le cas s'est présenté 16 fois, soit plus de 2 %. 14 fois la mutilation a été opérée par la femme ou la maîtresse du mutilé. Tout à l'heure le caractère contagieux de l'auto-mutilation nous la faisait comparer au suicide. Il nous apparaît de même non moins légitime de rapprocher l'auto-mutilation indirecte du suicide à deux, dont l'étude, faite par P. Garnier, a apporté de si intéressantes lumières sur l'interpsychologie sexuelle, l'homme ou la femme, dans un cas comme dans l'autre, subissant, acceptant, faisant sienne la volonté de la maîtresse ou de l'amant, agissant d'après elle comme d'après sa volonté propre. Toutes les auto-mutilations indirectes ne présentent pas du reste ce caractère. On pouvait par exemple lire dans *Le Matin* du 11 janvier 1906 : « Tunis, 9 janvier. — Le conseil de guerre a jugé aujourd'hui l'affaire du soldat Delbasse, des bataillons d'Afrique, qui, condamné aux travaux publics et subissant sa peine au pénitencier militaire de Teboursouk, a, dans le but de se faire réformer, demandé en juin dernier, à un de ses camarades actuellement libéré, nommé Boutet, de l'éborgner. Ce dernier eut la folie d'y consentir et lui perça l'œil gauche avec une épingle. Vingt minutes après, Delbasse vint le trouver et lui dit qu'il voyait encore. Boutet frappa alors par trois fois l'œil déjà perforé. Delbasse affirma à ses chefs qu'un éclat de verre avait occasionné cet accident. Les médecins ayant déclaré sa version invraisemblable, une enquête fut ouverte, mais ne donna à ce moment aucun résultat, et Delbasse fut gardé au pénitencier. A la fin de l'année dernière, Delbasse, persistant dans son dessein, voulut se faire crever l'autre œil. Après plusieurs refus, il trouva quelqu'un qui osa effectuer cette mutilation. Celui-ci se nomme Pape.; ses condamnations, tant dans la vie civile que militaire, sont innombrables. Il porte tatoués sur son front les mots suivants : « Ma tête à Deibler ! Vive Caserio !». Delbasse s'agenouilla entre ses jambes et avec une aiguille Pape lui transperça l'œil droit. Dans sa déposition comme témoin devant le conseil de guerre, l'aveugle, qui est un homme grand et fort, âgé de vingt-cinq ans, et qui pleure son aberration, a prétendu n'avoir pas été consentant ; mais les déclarations de ceux auxquels il s'était adressé primitivement et des témoins de la scène démontrent qu'il fut une victime volontaire. Pape a été condamné à huit ans de travaux forcés. Delbasse est réformé et va être gracié ». Cette auto-mutilation indirecte est d'autant plus curieuse que, d'une part, elle nécessita la mise en action de trois volontés pathologiques et que, d'autre part, elle porte sur un organe, l'œil, que l'auto-mutilateur militaire a l'habitude de respecter ; M. Huguet ne rapporte en effet qu'une seule mutilation portant sur les yeux et encore s'agit-il plutôt d'une pseudo-mutilation (obs. 913 : production d'une kérato-conjonctivite double par introduction de tabac dans les yeux). En tout cas, malgré cette relative exception qu'il était de notre devoir de signaler, l'analogie que nous avons marquée entre l'auto-mutilation indirecte et le suicide à deux ne perd rien de sa portée générale.

En résumé, dans les conditions les plus défavorables à l'analyse psychiatrique, sur 680 auto-mutilateurs signalés par M. Huguet, 141, c'est-à-dire une proportion formidable de 20 %, nous ont apparu comme au moins suspects au point de vue mental. Il serait prématuré et hasardeux d'en conclure que tout auto-mutilateur militaire est un aliéné, irresponsable comme tel ; mais cette conclusion en revanche nous paraît pleinement légitime et difficilement discutable : toute auto-mutilation militaire pose un problème et nécessite une expertise médico-légale. Au reste, cette conception gagne de plus en plus du terrain parmi les médecins militaires et dans son livre récent sur le *Diagnostic des maladies simulées*, M. le médecin-major Chavigny signale la fréquence d'antécédents très chargés, soit héréditaires, soit personnels, chez les mutilés de toute sorte (*p.276*), note que dans les compagnies de discipline la proportion des aliénés est six foix plus forte que dans le reste de l'armée (*p. 69*) et soutient qu'il est désormais nécessaire de réclamer des médecins de l'armée, une connaissance plus exacte et plus approfondie des maladies mentales. Nous avons donc sujet d'espérer que dans l'avenir les auto-mutilateurs militaires, avant d'être envoyés aux compagnies de discipline ou de passer devant les conseils de guerre, seront soumis d'une manière toujours plus rigoureuse à l'examen des médecins compétents.

CONCLUSIONS

Quel que soit le motif apparent qui la provoque, l'auto-mutilation est toujours la conséquence d'un état psychopathique : elle peut être accomplie soit par un déséquilibré, que son émotivité morbide entraîne à une réaction anormale, soit par un véritable aliéné (dément ou délirant) ; mais elle n'est jamais pathognomonique d'aucune affection déterminée.

L'association des idées délirantes religieuses et de l'auto-mutilation est d'observation courante. Dans l'esprit des malades, les auto-mutilations, en particulier, la castration, l'énucléation de l'œil et la combustion volontaires, qui sont les procédés de choix, se justifient par les conceptions religieuses en lesquelles se formule le délire.

L'étude des observations de syndrome de Cotard (mélancolie anxieuse avec idée de suicide, de négation et d'immortalité) révèle souvent l'association du délire mélancolique à détermination religieuse (idées de damnation) et des tendances auto-mutilatrices.

En réalité auto-mutilations et conceptions religieuses morbides sont ici les manifestations indépendantes des mêmes états psychopathiques dépressifs, principalement mélancoliques, et la communauté de la cause suffit à expliquer la coexistence fréquente des effets.

Analogue à l'auto-mutilation directe, l'auto-mutilation indirecte, c'est-à-dire pratiquée par autrui sur le désir du mutilé, est le résultat du concours de deux personnalités morbides.

L'auto-mutilation, directe ou indirecte, soulève de nombreux problèmes d'ordre médico-légal. En particulier, l'expert doit toujours songer aux éventualités suivantes :

Les auto-mutilations, principalement chez les hystériques, ne sont pas toujours avouées comme telles et s'associent parfois alors à des hétéro-accusations mensongères et mythomaniaques ;

L'existence d'un motif relativement plausible (auto-mutilations militaires) ne suffit pas à enlever à une réaction aussi anormale son caractère pathologique : tout auto-mutilateur est, du seul fait de sa mutilation, suspect au point de

vue mental et doit être l'objet d'un examen psychiatrique ;

Cet examen, dans les cas d'auto-mutilation
indirecte, doit porter sur le mutilateur comme
sur le mutilé.

TABLE DES MATIÈRES

Angoulême. — Imprimerie L. COQUEMARD et Cie

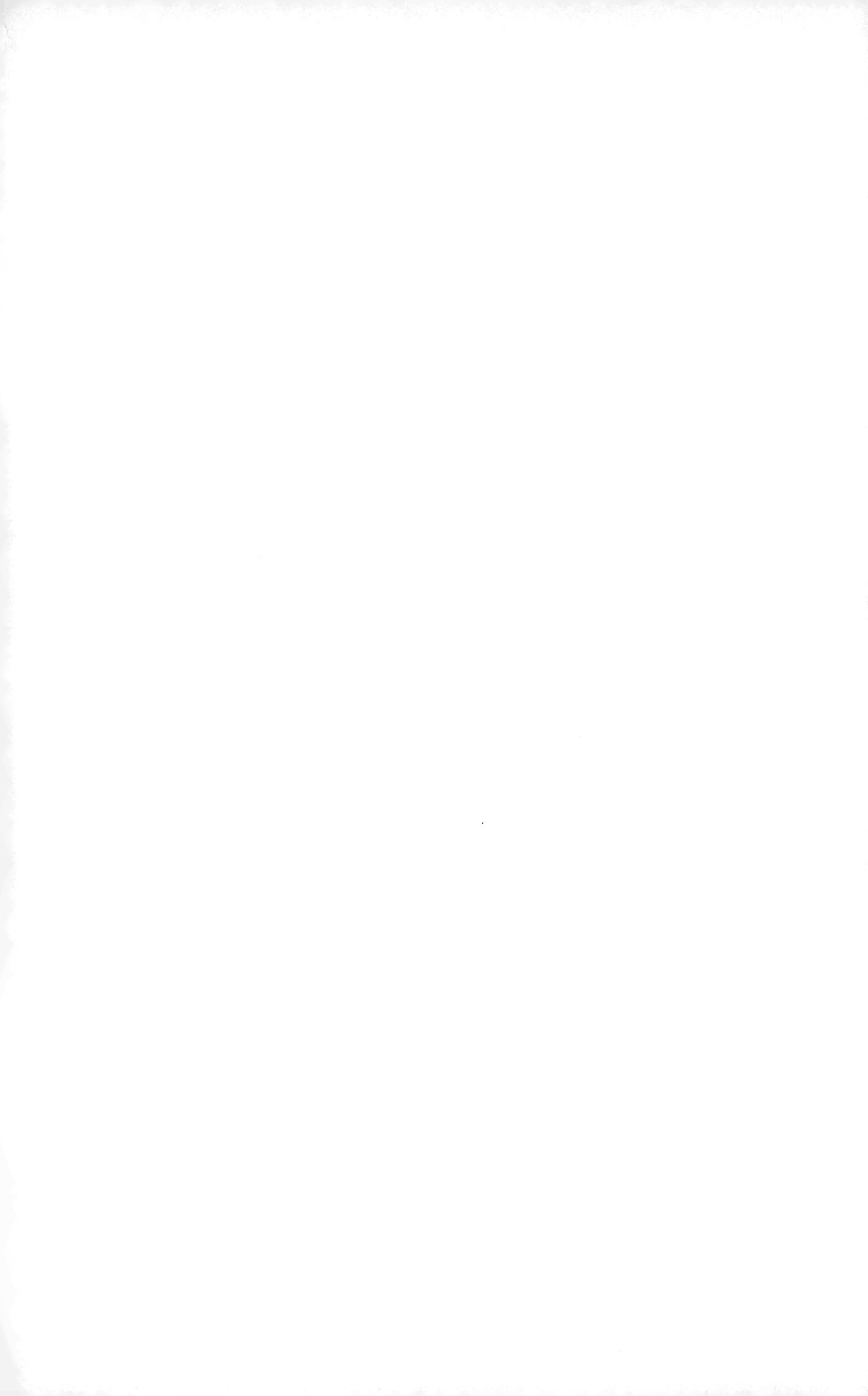

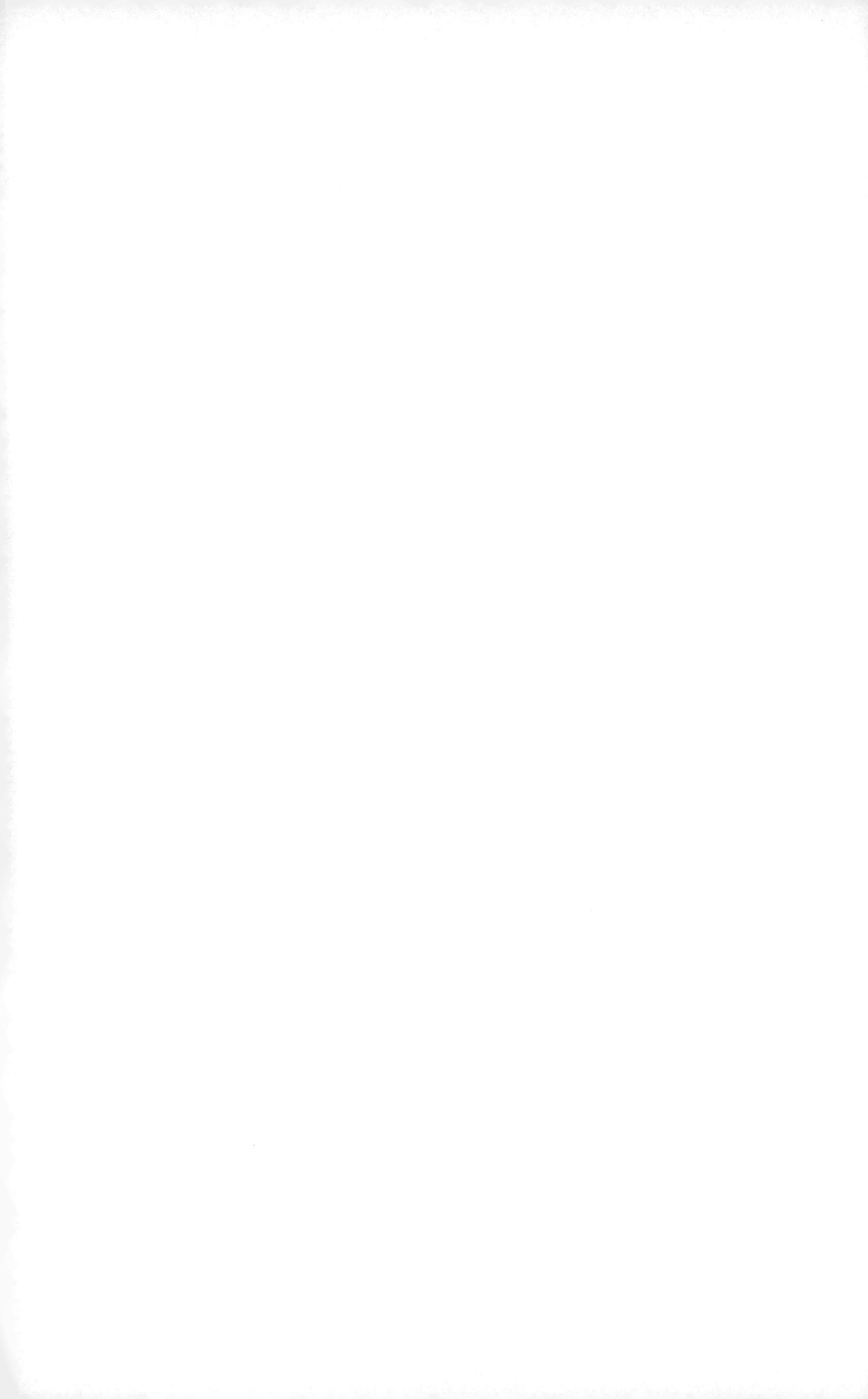

www.ingramcontent.com/pod-product-compliance
Ingram Content Group UK Ltd.
Pitfield, Milton Keynes, MK11 3LW, UK
UKHW022234120726
13694UKWH00002B/830